健康中国行

系列丛书

台湾旺文社·授权出版

U0278619

肾病

中西医治疗与调养

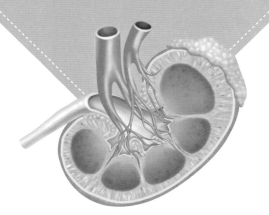

杭群 ◎ 著

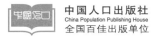

中国人口出版社

China Population Publishing House

全国百佳出版单位

图书在版编目（CIP）数据

肾病中西医治疗与调养 / 杭群著. -- 北京：中国人口出版社, 2016.2

（健康中国行系列丛书）

ISBN 978-7-5101-4125-6

Ⅰ.①肾… Ⅱ.①杭… Ⅲ.①肾疾病－防治 Ⅳ.①R692

中国版本图书馆 CIP 数据核字(2016)第 022659 号

版权登记号：01-2015-7897

肾病中西医治疗与调养

杭群 著

出版发行	中国人口出版社
印　　刷	三河市兴国印务有限公司
开　　本	880×1230　1/32
印　　张	6
字　　数	300 千字
版　　次	2016 年 2 月第 1 版
印　　次	2016 年 2 月第 1 次印刷
书　　号	ISBN 978-7-5101-4125-6
定　　价	24.80 元

社　　长	张晓林
网　　址	www.rkcbs.net
电子信箱	rkcbs@126.com
电　　话	（010）83519390
传　　真	（010）83519401
地　　址	北京市西城区广安门南街 80 号中加大厦
邮　　编	100054

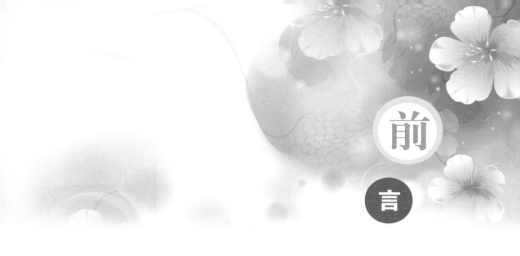

前言

　　我国的饮食文化渊远流长，但在令我们自豪的"食在中国"的美誉下，近些年来，我国肾病的发病率却呈现出逐年上升的趋势。一方面，是由于生活节奏的加快和西方膳食结构对我们传统饮食文化的影响；另一方面，也是临床检验水平不断提高的结果。肾病是一种常见病、多发病，而且大多久治不愈，患者常常是"痛苦呻吟，精神消磨于床笫之间；寻医求药，经济消耗于药炉之内"。

　　工作中，我们遇到许多患者，由于对肾病的知识缺乏基本的了解，在治疗疾病的同时，不能进行良好的自我调养，很大程度上影响了临床疗效的提高。有鉴于此，我们编写这本《肾病中西医治疗与调养》，通俗的向大家介绍常见肾病的基本知识、检查手段与诊断标准、中西医治疗的方法以及一些行之有效的自然疗法、肾病的预防、护理等有关知识，文中突出中西医结合治疗和重在预防的主导思想，亦为读者开展自我保护、预防肾病提供参考。限于医学水平和精力，疏漏之处在所难免，祈请读者指正，以期改进！

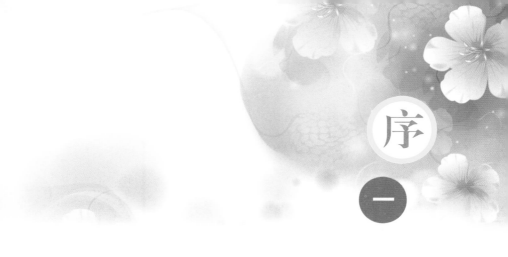

　　随着人类社会的发展，经济、生活水平的提高，人们对健康亦已日益关注；世界卫生组织（WHO）提出了21世纪人人享有健康的目标，这已成为世界各国医学界努力的方向。

　　然而，要达到这一目标的要求是相当困难的，虽然现代医疗技术已取得了长足的进步，医疗水平也在日新月异地发展，但人类所面临的疾病不仅没有减少，反而越来越多，越来越难以治疗，究其原因无外乎以下几种因素：①由于生活水准的提高，人们的饮食结构发生了极大变化，食肉多而食蔬菜少，人们往往进食了超出身体所需要的热量，由此带来的结果是所谓"文明病"的泛滥，如糖尿病、高血压、冠心病等，这些疾病均与饮食因素关系密切；②由于工业的发展，人类所生活的环境已受到极大污染，工业废气、废水及汽车废气等，使现在的人们难以呼吸到新鲜的空气；加上农药的大量使用，使得人体所受到的毒害远胜于昔，这种情况导致的疾病如癌症、哮喘等越来越多；③由于现代社会生活节奏加快，人际关系复杂，人们所承受的思想压力极其沉重，由此而造成人们精神上的紧张，亦可以引起一系列疑难杂症，如性功能障碍、更年期障碍综合征等，均与精神因素有关；④一些较为"传统"的疾病如肝病、胃病、肾病等，往往是由于病毒、病菌感染所致，这些疾病并未过多受益于现代医学的发展，因为迄今为止人类尚未发明能杀死病毒的药物。而一些抗菌药已产生抗药性。

以上这些因素并非孤立存在的，它们往往并存，相互促进，由此而导致现代社会各种疾病的层出不穷。

现代社会的疾病不仅多，而且难治，这已是众所皆知的事实，原因亦不难理解，因为现代社会的致病因素如饮食、环境污染、精神因素等，往往是日积月累之下导致人体疾病产生的，因而这些疾病往往具有慢性化的特征，一旦发病之后，身体器官往往已产生了极大的损害，要想完全恢复健康，决非是一朝一夕之事。这就如同古人所说的"病来如山倒，病去如抽丝"，因此，在现代社会中，要想获得健康、祛除疾病，仅靠医生的治疗是远远不够的，还需要患者对相关疾病知识有必要的了解，以便于患者在漫长的治疗康复过程中，既能配合医生的治疗，同时也能够进行自我监护、自我调养乃至于自我治疗。

本丛书的作者正是基于上述考虑，选择了危害人类健康的多种疾病，每一病种编辑一册，从疾病的发生、机转与预防，到中西医的检查与治疗；从各种行之有效的自然疗法，到各种疾病的自我调养，均作了详尽介绍。尤为可贵的是，这套丛书以广大普通人群所能接受的语言文字，把原本深奥、复杂的医学理论通俗化，使一般非医学专业人士从中既可了解到医学知识，又能利用其中所提供的方法来预防、治疗疾病，作者之用心可谓良苦。

这套丛书科学规范，有理有据，集科学性、实用性、通俗性于一身，是近年来不多见的医学普及性读物。鉴于各位作者均从事于繁忙的临床医疗及科研工作，能于百忙之中抽出时间编著这样一套丛书贡献于世，可谓善举。

作者是毕业于北京中医药大学的研究生，勤奋好学、学风严谨、品学兼优，与我师生多年，勤奋好学、学风严谨、品学兼优。他们从事于临床医疗工作后仍保持着兢兢业业的优良作风，孜孜不倦地为广大患者排忧解难，实属难能可贵。作为老一辈的医学工作者，看到这样一套高品质的著作造福人群，心中万分喜悦，愿以作序，并祝他们在今后的人生中，为人类的健康做出更大的贡献。

北京中医药大学原研究生部部长
北京中医药大学原各家学说教研室主任
博士导师　鲁兆麟　教授

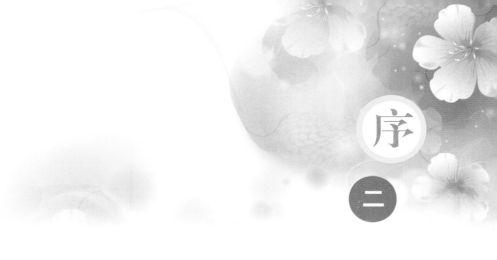

序

二

    医学科学的发展与进步，带给世人有目共睹的巨大成就，以往常见的瘟疫、霍乱、伤寒、天花、肺结核、血吸虫病等疾患，随着现代抗菌药、疫苗及其他化学药品的发明，已纷纷被人类所征服，现在已较少出现，也不再是主要死亡原因。

    但医学的进步毕竟是有限的，在一些疾病被克制的同时，现代仍有相当多，甚至更多的疾病在困扰着广大人群，且较以往的疾病更加难以治疗，如本套丛书所介绍的疾病，基本上属于现代社会的多发病、疑难病，现代医学迄今还没有太好的治疗手段。探究这些疾病为什么难治，我想与现代社会不同于以往的结构有关，这些疾病与现代社会中的环境污染、饮食欧化、精神紧张、运动过少等因素关系密切，很多疾病是在上述因素的综合作用下而产生的，病理机制十分复杂，治疗所涉及的层面亦相当广泛。

    鉴于现代医学对一些现代疾病的治疗乏力，国内医学界很自然地将目光投向具有几千年历史的中医中药，经过几十年研究与运用，形成了独具中国特色的中西医结合疗法，并获得了极高的治疗效果。

    所以，我十分欣喜地看到这套丛书的问世，它以一病一册的方式详尽介绍了现代社会常见疾病的有关知识，既有疾病的基本原理，又有中西医的诊断与治疗；既包括患者自己可以施行的自然疗法，又指出了患者在疾病调养与康复中所应遵循的原则、方法及注意事项等。全书内容丰富，语言通俗，所载治疗、调养方法翔实可靠。相信这套丛书的出版将给那些深受疾病困扰的患者带来惊喜与希望。各位作者均为高学历的医学专门人才，能在繁忙的临床工作之余，为广大民众编著这么一套健康自助性丛书，实属可敬。我已先睹为快，并乐而为之序。

中西医结合专家

北京中医药大学教授

黄作福

目录

CONTENTS

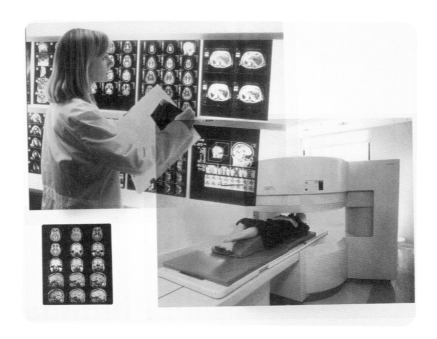

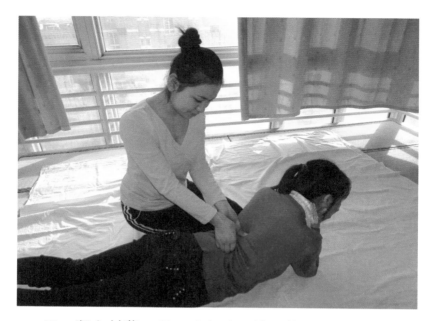

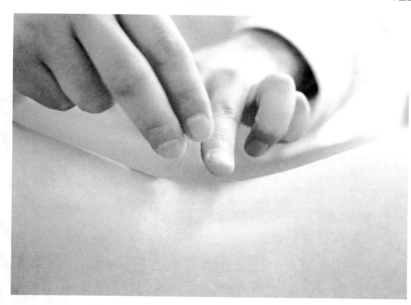

第一章

肾病的基础知识

　　了解肾脏疾病的基础知识，是正确防治肾病的第一步。这些基础知识包括：肾脏是什么？肾病的类型与病因，以及常见肾病的诊断等内容。

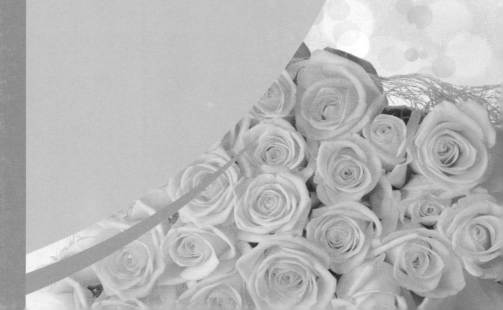

了解肾脏疾病的基础知识，是正确防治肾病的第一步。这些基础知识包括：肾脏是什么？肾病的类型与病因，以及常见肾病的诊断等内容。

第一节　肾脏的结构与功能

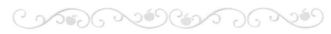

一、肾脏是一个内部结构十分精巧的脏器

人的肾脏，位于腰部脊柱两侧，左右各有一枚，紧贴在腹腔的后壁上。

肾脏长 10~12 厘米，宽 5~6 厘米，厚度 3~4 厘米，外表光滑，呈红褐色。肾脏，是由一个个形状相同的"小球"堆砌而成，医学上把这种"小球"称为肾小球。急性肾炎、慢性肾炎、肾硬化等疾病，都好发于肾小球上。

二、肾脏的生理功能

1. 形成尿液的过程。血液必须不断地把这些废弃物质运送到人体的排泄器官，也就是肾脏。

肾脏能够排泄血液中的废物，而排泄的过程，就是尿液形成的过程。因此，有人把肾脏比喻为血液的净化器。

2. 维持电解质和酸碱平衡。肾脏对钾、钠、钙、磷等电解质的平衡起着重要的调节作用。肾脏有病变时会导致电解质紊乱。

3. 对毒素的排泄作用。

三、肾脏的其他功能

（一）肾脏有内分泌功能

肾脏可以分泌激素来调节血压，同时，肾脏可以分泌的激素还有很多，有一种激素叫促红细胞生成素，这种激素可以作用于人体骨髓的造血系统，促进红细胞的生成，当肾脏产生疾病时，有时会导致贫血，其原因就在于肾脏分泌促红细胞生成素减少；通常把这种贫血称为肾性贫血。

（二）肾脏与衰老的关系

最早阐述肾脏功能与衰老有关的，是我国传统的中医学。中医认为，肾脏为先天之本，人的衰老是由于肾功能减退所致。但现代医学尚未找到肾脏与衰老有关的直接证据。

总之，肾脏具有多种重要功能，这些功能对于维护人体健康

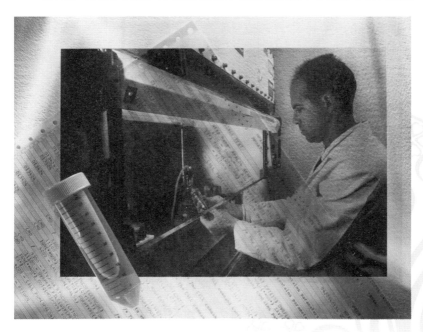

是必不可少的，也正因为如此，当肾脏发生疾病时，会出现多种症状，对人体造成多方面的危害。

第二节　肾病的一般症状

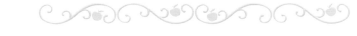

肾脏疾病的种类很多，因而，肾脏疾病的症状也是千变万化的，不同的肾病，会有不同的症状表现出来。

肾病的常见症状有那些呢？

一、水肿

水肿是肾脏疾病最常见的症状，有时水肿是肾脏产生疾病时的第一个表现，尤其是在早晨起床时，眼睑的水肿最为多见。一般同时伴有尿量减少的症状，而且往往是突然发生的。

水肿的另一个常发部位是下肢。肾病严重者，全身都会出现水肿。水肿是肾病的常见症状，一般而言，病情较轻时，水肿的症状也比较轻，病情严重时，水肿症状往往也会严重些，甚至会全身水肿。如果出现不明原因的水肿，就应立即到医院检查。

二、排尿异常

肾脏的主要功能是形成尿液，因此肾脏疾病往往伴有排尿异常，这一点不难理解。排尿异常从表面上看，主要有尿量异常、尿的颜色异常以及排尿时的感觉异常。从显微镜下可以发现，尿液的成分也有异常。

（一）尿量异常——多尿、少尿、无尿和夜尿过多

健康人的尿量为每天 1~2 升，如果每天超过 2.5 升，就称为

多尿；如果每天尿量少于 0.4 升，就称为少尿；如果每天的尿量少于 0.1 升，就称为无尿；如果夜里的尿量超过白天的尿量，或是夜里的尿量超过 0.75 升，就称为夜尿增多。

多尿、少尿、无尿和夜尿增多，都是肾脏疾病的常见症状。

（二）尿的颜色异常——尿变红、变浊、变深

肾病患者的尿液颜色常有异常变化，一般是颜色变深、变浊和变成血红色。如果尿的颜色变成血红色，就称为血尿。

会引起尿液颜色改变的成分有很多种，如蛋白质、红细胞、脓细胞等都可以，只有在肾脏产生疾病时，尿液成分出现了变化，才会发生尿液颜色的异常。

（三）排尿异常——尿频、尿急、尿痛

健康人白天排尿 4~6 次，夜间睡觉后排尿 0~2 次。如果排尿次数明显增多超出上述范围，则称为尿频。尿急是指尿意一来就要排尿的一种感觉，但尿量却不多。尿痛是指排尿时尿道口或尿道里产生疼痛或烧灼感。出现这些症状的病因主要是炎症刺激，如前面提到的肾盂肾炎、肾结石和并感染或膀胱炎等均会出现尿频、尿急、尿痛的症状。

（四）绝大多数肾病患者，在尿常规检查会有异常

正常尿液中一般是不含蛋白质、红细胞等物质的，当肾脏发生疾病时，尿液中可能就会出现红细胞等，这些有形成分是可以在显微镜下看到的，还有一些无形成分则在显微镜检查发现不了，如蛋白尿，通常需做尿常规检查才能发现。

（五）肾炎患者常见蛋白尿

健康成人每日排泄尿蛋白仅 150 毫克以内，常规定性检查为阴性，但在肾脏发生病变时，每日排泄尿蛋白增加，定性检查为阳性。

剧烈的体力劳动或大量运动后，促使健康人的尿蛋白排泄增加，影响了肾脏对蛋白质重吸收的能力，临床上为运动性蛋白尿，属于功能性的，这种蛋白尿并不反映肾脏有实质性病变。

三、肾区疼痛或肾绞痛

各种急慢性肾病患者，都有可能出现肾区疼痛症状，通常称为"腰痛"。

腰痛的性质及原因主要分为以下几种。

1. 钝痛。大多为慢性隐痛，多见于非感染性的肾脏痛。如慢性肾盂积水、多囊肾等。

2. 剧痛。持续剧烈的胀痛，多见于肾脏化脓性炎症，如肾脓肿、急性肾盂肾炎等。

3. 绞痛。突然发生的间歇性腹部剧烈刀绞样疼痛，患者多辗

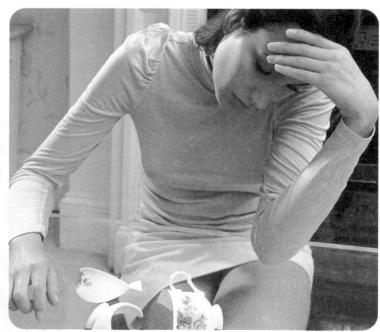

转不安、脸色苍白、出冷汗等。如尿道被结石、血块等阻塞所致。

4. 酸痛。主要是指刺激性或牵引性疼痛。常见于肾下垂、慢性肾炎等。

肾痛可见于多种疾病，而肾脏病引起的疼痛性质多为酸痛或钝痛。

四、高血压也是肾病患者的常见症状

高血压也可能是肾病的常见症状，这种高血压是由于肾病所引起的，当肾病治愈后，血压就会下降到正常水准。

各种肾脏病引起高血压的机会与其病变的性质、对肾小球功能的影响、造成肾脏缺血的程度及病变的范围等因素有关。

一般肾小球肾炎、狼疮性肾炎、先天性肾发育不全等病变较广泛，可伴有血管病变或肾缺血，出现高血压的比率较高，而肾结石及肾盂肾炎引起继发性高血压的机会相对较少。

由于肾性高血压和原发性高血压在治疗、预后方面存在很大的差异，故有必要对二者作认真的鉴别。

（1）肾实质性高血压：这类患者多有急性肾炎、慢性肾炎、肾病综合征及慢性肾盂肾炎等肾脏病病史，在高血压出现前已有蛋白尿、红细胞尿、水肿等肾脏病的常见临床症状。

（2）原发性高血压：一般年龄较大，或有原发性高血压家族史，先有高血压，多年以后才出现蛋白尿（通常为少量蛋白尿）、及肾功能不全等肾损害情况。

（3）肾血管性高血压：多见于 30 岁以下，或 55 岁以上，突然发生恶性高血压，或以往有高血压病史，突然转为恶性高血压者。并应注意病史中有否腰部外伤，腰背部或胁腹部剧痛，腹痛等病史。体检时腹部或胁腹部、颈部可有血管杂音。该病施行手术后可治愈。

以上所介绍的四个症状，是各种肾病最常见的临床表现，当然肾病的种类不同，各个症状的表现和轻重程度，都会有所不同。

第三节　常见肾病的类型、病因、症状与诊断

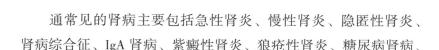

通常见的肾病主要包括急性肾炎、慢性肾炎、隐匿性肾炎、肾病综合征、IgA 肾病、紫癜性肾炎、狼疮性肾炎、糖尿病肾病、痛风性肾病、尿路感染、急性肾衰竭、慢性肾衰竭等。具体如下。

一、急性肾炎

急性肾炎实际上是急性肾小球肾炎的简称。急性肾炎在儿童、青少年身上最常见，但其他各个年龄阶层的人，也都可能患上急性肾炎。

（一）急性肾炎的病因

急性肾炎的病因比较明确，是由于病菌感染所引起。会导致急性肾炎的病菌有：链球菌、葡萄球菌、肺炎双球菌、伤寒杆菌、白喉杆菌等，近几年发现一些病毒如传染性肝炎、腮腺炎、水痘、流感及疟原虫等也会引起急性肾炎。

爱 心 提 示

并不是任何人在感染以上病菌时，都会引起急性肾炎炎。

(二) 急性肾炎的临床表现与诊断

急性肾炎发病很急，突然感到全身疲乏、发热、厌食、恶心呕吐、腰痛、头痛。一般来说，急性肾炎患者在发生以上全身症状之前的 1~3 周，会有咽喉感染或皮肤感染。

1. 急性肾炎早期的主要表现：

（1）潜伏期：感染后通常在 1~2 周发生急性肾炎。

（2）血尿。

（3）少尿。

（4）水肿：80%以上的急性肾炎患者，会出现水肿症状。

（5）高血压：大部分患者有高血压。

如果一个人出现以上症状，并伴有全身疲乏、厌食、恶心呕吐、腰痛等表现，这个人很可能患上了急性肾炎。

然而，要使急性肾炎得到明确诊断，除了上述症状外，还必须做一些实验室的检查，读者一般了解即可。

2. 实验室检查包括：

（1）尿液检查：急性肾炎的尿液中，会出现红细胞、蛋白质等物质。

（2）肾功能检查：急性肾炎患者的肾功能会出现暂时性损伤，一般在尿液增加之后，会恢复正常。一般仅表现为血尿素氮升高，而血肌酐正常。急性肾炎恢复期时血尿素氮逐渐恢复正常。急性肾炎血尿素氮升高对预后影响不大。只有极少数患者引起尿毒症。

（3）免疫学检查：主要是检查患者血液中的抗体和免疫复合物，急性肾炎患者会有异常。

（4）血常规检查：半数患者可出现贫血，程度较轻，水肿消退后很快恢复正常。

急性肾炎的诊断，主要包括以上所述，既要由患者的症状作出初步的判断，又要由实验室检查作出明确的诊断。

爱 心 提 示

根据临床经验小儿急性肾炎患者常会引起急性心力衰竭,发生此种情况时病情比较危重。

---

3. 小儿急性肾炎的预后。一般认为小儿急性肾炎的预后良好，85%~95%的患者可以获得痊愈；但5%~10%的患者以后可以转化为慢性肾炎。

4. 成年人急性肾炎的预后。成年人急性肾炎患者的预后不及儿童，只有50%~80%的患者可以获得临床痊愈。

5. 老年人也会得急性肾炎。

6. 老年人急性肾炎在临床表现上具有如下特点。

（1）大部分患者起病隐袭，常常缺乏明确的感染史，常以明显水肿或尿素氮及血肌酐升高就诊。

（2）预后：身体恢复后，会留下一些并发症。

7. 常患扁桃体炎的肾炎患者是否需做扁桃体摘除术。

扁桃体炎是急性肾炎发病的重要病因，也是慢性肾炎、原发性肾病综合征反复急性发作的重要诱因。积极防治扁桃体炎对于治疗具有重要意义。

因扁桃体反复感染，肾炎迁延或反复发作与扁桃体病灶有关的患者应尽早做扁桃体摘除。

二、慢性肾炎

对慢性肾炎的定义是：由于原发性肾小球疾病，导致的一种病程很长的肾病，临床主要表现为蛋白尿、血尿、水肿、高血压。病程很长，迁延难愈，最终缓慢地发展为慢性肾功能衰竭。

慢性肾炎的发病过程不像急性肾炎那么急，而是有一个较为漫长的发病过程，病程长者可达几十年。慢性肾炎如不能被控制，最终会缓慢地发展为慢性肾功能衰竭，最终形成尿毒症而导致患者死亡。

（一）慢性肾炎的病因

大多数慢性肾炎的病因不清楚。

1. 慢性肾炎的发病的性别特点。据国外文献的报告，慢性肾炎的发病率在住院患者中约占 1%。发病年龄多为青壮年，以 10~40 岁最多，严重地危害着人们的健康。慢性肾炎的发病率在性别上也有差别；男女之比为 2:1，男性慢性肾炎患者明显多于女性人，不少患者因此而长年不能工作，给家庭和社会带来了一定负担。

2. 慢性肾炎的病程特点。慢性肾炎少部分由急性肾炎发展而来，大部分起病隐袭。

（1）急性肾炎起病，未能彻底治愈，症状及尿蛋白持续存在，迁延 1 年以上而演变为慢性肾炎。成年人急性肾炎转为慢性肾炎的概率较大。

（2）过去有急性肾炎综合征病史，经数周或数月的治疗和调养后，临床症状消失，尿检正常。经相当长的时间间隔，长者可达 10~20 年，因上呼吸道感染或其他感染，或过度劳累，而出现尿蛋白；水肿和高血压等肾炎症状。

（3）过去无肾炎病史，短期内出现蛋白尿、水肿或伴有进行性高血压等。

（4）过去无肾炎病史，发病时即出现肾功能不全。有时因贫血而来门诊就治。这主要是患者无明显自觉症状，未引起足够注意，忽略了经常作尿检的作用，而没能发现肾炎病史。

（5）过去无肾炎病史，常因感染或劳累出现血尿或蛋白尿，经休息后能很快自行减轻或消失。以后因感染、劳累反复发作。

（二）慢性肾炎的临床表现与诊断

1. 慢性肾炎的临床表现主要有：

（1）蛋白尿。

（2）血尿。

（4）高血压。

（5）水肿。

（6）肾功不全或贫血。

凡是出现以上症状，病程在一年以上的，都可以诊断为慢性肾炎。

慢性肾炎患者还有许多全身表现，例如，身体的抵抗力下降、全身疲倦乏力等。

2. 慢性肾炎患者平素应注意观察肾炎活动的指标。

蛋白尿、水肿、高血压、血尿（包括镜下血尿）是慢性肾炎的主要临床表现慢性肾炎高血压型预后较差，其血尿发生率高达74%慢性肾炎出现持续性血尿的患者，肾功能恶化相对较快，治疗效果稍差。

3. 慢性肾炎的预后。慢性肾炎预后的好坏不可一概而论，它与患者的临床表现及病理改变关系密切。

临床表现主要是：①发病前有链球菌感染史者较无链球萄感

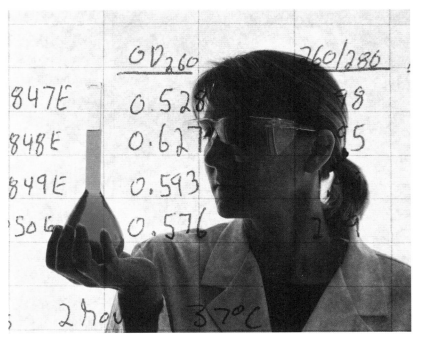

染史者预后好。②患者仅有蛋白尿或伴血尿，或者仅有血尿，而无其他临床症状者预后较好。③慢性肾炎高血压型，预后相对较差。若使用降压药，血压能降至正常，并能较好地保持稳定者，预后相对好些。血压超过 165／110 毫米汞柱，使用一般降压药反应差，血压经常波动者，预后较差。④蛋白尿伴有持续性血尿者，预后相对差些。

　　对于慢性肾炎，积极的中西医治疗和适当的饮食起居调养能大大地延缓肾功能的恶化；部分患者甚至可以获得临床完全缓解。同时提醒慢性肾炎患者注意以下几点：①树立信心，决不能灰心丧气，慢性肾炎是慢性病，病程长，易反复，应有思想准备，始终保持乐观的精神，密切配合医生治疗，战胜疾病。②注意饮食和起居调养，合理的饮食和适当的休息对肾炎患者很重要。③积极治疗，并注意打持久战，切忌治治停停或根本不重视，或有病乱投医，听信虚假广告，滥用"祖传秘方"。

三、肾病综合征

(一) 肾病综合征的症状

确切地说，肾病综合征并不是某一种肾病，它实际上是一组症状，这一组症状包括：

1. 大量蛋白尿：尿中的蛋白质含量每天超过 3.5 克。

2. 低蛋白血症：因为人体血液中的蛋白质从尿中大量流失，所以，血液中的蛋白质含量下降，具体的数据是，血浆白蛋白低于 30 克/升。

3. 水肿。

4. 高脂血症：血脂升高，即血液中的胆固醇等脂质高于正常标准。

以上四个症状，以 1、2 两项最重要，是诊断肾病综合征的必备条件。有些患者还伴有血尿、高血压等症状。

(二) 肾病综合征的病因

简单地说，大量蛋白尿的属肾病综合征，蛋白尿少些的属慢性肾炎。肾病综合征可由多种疾病引起，肾病综合征只是一个过渡性质的诊断，具体的病因有待进一步检查。

具体来讲引起肾病综合征的原因概括起来可分为原发性和继发性两大类。

1. 继发性肾病综合征的病因：

（1）系统性疾病：如系统性红斑狼疮、干燥综合征、类风湿性关节炎。

（2）代谢性疾病：糖尿病、肾淀粉样变、多发性骨髓瘤。

（3）过敏性疾病：过敏性紫癜、药物（青霉胺、毒品海络因、驱虫剂等）过敏、毒蛇咬伤、花粉和其他过敏原致敏。

（4）感染性疾患：梅毒、疟疾、血吸虫病、亚急性心内膜炎等。

（5）肾毒性物质：如汞、铋、金、三甲双酮。

（6）恶性肿瘤：淋巴性白血病、癌肿。

（7）遗传性疾病：家族遗传性肾炎、先天性肾病综合征。

（8）其他：妊娠高血压综合征、肾移植的慢性排斥、原发性恶性肾硬化、肾动脉狭窄等。

常见的肾病综合征主要为原发性肾小球疾病所致。在继发性肾病综合征中又以系统性红斑狼疮、糖尿病肾病、肾淀粉样变、过敏性紫癜为多见。

2. 原发性肾病综合征与继发性肾病综合征的鉴别。原发性肾病综合征与继发性肾病综合征虽然有共同的临床表现，但在病因、发病机理、治疗、预后等方面却有很大差异。继发性肾病综合征的诊断过程中首先要注意以下几点。

（1）详细询问病史，搜索有无潜在的病因，尽可能找出原发病因。

（2）注意全身系统性疾病的肾病之外的表现。

（3）年龄与性别。对年轻女性患者要注意系统性红斑狼疮。7~10岁儿童及青少年则要注意是否为过敏性紫癜。中年以上的患者要注意排除糖尿病肾病、多发性骨髓瘤、结节性动脉炎等。

（4）实验性检查。对无全身系统性疾病表现的患者，应有针对性地做相应的检查。

（5）肾组织活检。

3. 常见继发性肾病综合征的原发病：

（1）系统性红斑狼疮性肾病。

（2）紫癜性肾炎。

（3）糖尿病肾病。

肾病综合征是一个根据症状得出的初步的诊断结论，而病因不是十分确切。

（三）肾病综合征的临床表现与诊断

肾病综合征的表现多种多样，常有水肿、少尿、疲倦乏力的表现。常从眼睑部或下肢踝部附近开始，继而蔓延全身。水肿的形成主要与血白蛋白低以及水钠潴留有关。水肿的程度与病情的严重程度无明显对应关系。

肾病综合征是否出现高血压与原发病及病理类型有关。

实验室检查可以发现尿液中含有大量蛋白质、血液中的白蛋白浓度下降、血液中的脂质含量增高等。

肾病综合征的诊断比较容易，只要出现以上临床表现，就可以作出肾病综合征的诊断。

（四）肾病综合征的病发症与预后

肾病综合征由于机体免疫功能的降低、以及特殊的病理生理表现，患者常常伴有一系列的并发症。

1.常见的并发症：

（1）继发感染。

（2）急性肾功能衰竭。

（3）血栓形成。

（4）电解质失衡。

2.肾病综合征的预后。预后主要与它的临床类型及病理类型有关。病理类型为微小病变、轻度系膜增生性肾炎、早期膜性肾病的患者，一般对激素治疗较为敏感，大部分可获得临床痊愈。但重度系膜增生和膜增殖性肾炎、局灶性节段性肾小球硬化疗效较差，预后不良。而膜性肾病在发病后 5 年内一般不会发生肾功能不全，并且采用中药和激素治疗后对肾功能有一定的保护作用。中医治疗原发性肾病综合征具有较大的潜力。

（五）在原发性肾病综合征的治疗中重点观察的指标

肾病综合征是以大量蛋白尿、低白蛋白血症、水肿和高脂血症为主要临床表现的。并且这 4 个方面也是相互联系的。一般尿中丢失蛋白越多，血浆白蛋白就越低，血脂也就越高。在临床上，观察原发性肾病综合征的治疗效果主要看：

（1）24 小时尿蛋白总量。

（2）血浆白蛋白。

（3）血脂（包括甘油三酯，总胆固醇，脂蛋白等）。

（4）血沉也可以反映病情变化的情况，其数值与血浆蛋白呈负相关，与血脂呈正相关。

（5）反复性血尿提示肾小球可能呈进行性损伤。同时我们还要经常注意观测电解质、血压和肾功能的情况。

四、尿路感染

尿路感染是指尿路内有大量的细菌繁殖，而引起尿道某一部分的炎症反应，称为尿路感染，简称尿感。尿感包括尿道炎、膀胱炎、前列腺炎和肾盂肾炎等疾病。尿感按感染部位不同，可分为上尿路感染和下尿路感染。前者主要为肾盂肾炎，后者主要为膀胱炎。尿路感染临床上比较常见，发病率为 1.1%~1.8%，妇女一生中患过尿路感染者可高达 10%~20%，再发率也很高，十分值得注意。

1. 引起尿路感染的因素：

（1）上尿路感染在女性常见：①女性尿道短，细菌感染较男性更容易。②性交是女性引起感染的重要原因。③一般约 4.5%孕妇有细菌尿。妊娠是尿感的重要诱因。

（2）尿路梗阻是诱发尿路感染的重要原因。

（3）尿路畸形或功能缺陷，易发生尿感。

（4）糖尿病并发尿路感染的机会较大。

（5）膀胱内的器械检查时，插入导尿管或膀胱镜后，可发生上尿路感染。

（6）滥用解热镇痛药物者，可发生肾乳头坏死，病变的肾组织更易感染。

（7）其他因素：①全身性疾病，如重症肝病、肿瘤晚期及长期使用抑制免疫的药物等，使人体抵抗力下降，易于发生尿感。②妇科炎症、包皮炎及前列腺炎等，是尿感最常见的诱因。③慢性肾脏疾病患者易于感染。④由于高血压和血管疾患也易于感染。⑤低血钾、高血钙和滥用止痛剂等所致的肾脏损害，亦易于发生尿感。

2. 尿路感染的途径。一般认为尿路感染的途径有血行感染、上行感染、淋巴道感染和直接感染 4 种方式。

（1）血行感染。

（2）上行感染：绝大多数尿感是由上行感染引起的。

（3）淋巴道感染：这种感染途径是否存在，目前仍有争论。

（4）直接感染。

3. 尿路感染需要做的检查。

（1）尿培养检查：尿细菌培养是诊断有无尿感的重要指标。

（2）尿常规检查：急性尿感患者的尿色可呈混浊，有特殊气味，尿蛋白为微量或一个"＋"号，尿中红细胞稍增多，仅小部分患者血尿明显，不到 5%的患者可见肉眼血尿，尿中白细胞常显著增加。

（3）尿沉渣镜检白细胞：白细胞尿是指尿中白细胞显著增多。白细胞尿对诊断尿感有重要的意义。

（4）血常规检查：急性肾盂肾炎患者，血白细胞可轻度或中度增高。血沉可加快。慢性肾盂肾炎则可有轻度贫血。

4. 尿路感染在发病的性别上的特点。女性尿感发病的主要原因如下。

（1）女性尿道口接近肛门，易被粪便污染，加上尿道比较短而宽，解剖与生理上的弱点造成感染机会比男性多，故女性易发生尿路感染。

（2）尿道损伤是某些妇女尿感的重要诱因，特别是性生活，可引起尿道口周围的细菌进入尿路和膀胱，故婚后妇女的尿感发病率特别高。

（3）妊娠期妇女尿路感染的发病率相当高，可高达 7%。年龄大的孕妇和经产孕妇的发病率更高。

5. 尿路感染的病程发展。尿感的细菌入侵途径主要为上行性感染。单纯性尿感经积极抗菌抗炎治疗后，2~3 天不适症状可消失，3~5 天尿中的细菌消失，90% 的患者可获得治愈，复发者仅为少数。持续性细菌尿多无症状，尿常规检查亦无明显改变。在漫长的病程中，再给予抗生素治疗，亦仅可能有 20% 的治愈率。

6. 尿路感染的预后 。单纯性急性尿感易于治愈，治愈率可达 90%，治疗失败者仅占 10%，复发者仅为少数，预后较好。复杂性尿感治疗难度较大，治愈率仅为 20%。复杂性尿感导致的慢性肾功能衰竭，也是相当常见的，预后不良。

如果尿感患者采用有效的抗生素治疗已 3 天，仍有高热不退或白细胞数增高，此时要警惕有并发症存在。常见的并发症有：

（1）尿路梗阻，甚至发生肾盂积脓及广泛性肾脏炎症。

（2）肾周围脓肿。

（3）尿路感染的细菌如果侵入血液，引起败血症，严重者会有生命危险。

尿路感染并非只发生于成年人，小儿也会患此病。但较成年人，其发病有其不同之处。

小儿尿路感染有如下特点：

（1）小儿尿路感染的男女之比为 10:1。

（2）小儿尿路感染的临床表现为体重无增长，食欲不振，腹泻呕吐，约半数患儿有发热。致病菌为大肠杆菌。新生儿和婴儿的尿路感染可导致死亡或永久性肾损害。

（3）2 岁以后的患儿临床表现比较典型，尿痛、血尿等较常见，此时尿标本较易收集，诊断较容易，3 岁以后的小儿尿路感染发病率显著降低。

（4）婴幼儿期的尿路感染，如不给予合理的积极治疗，可发展成为慢性萎缩性肾盂肾炎，故对婴幼儿开展细菌尿的大规模筛选检查，可达到防治尿感的目的。

五、肾盂肾炎

肾盂肾炎是女性常见的一种肾病，好发于婚育龄妇女、老年妇女和女婴。肾盂肾炎的病变位置在肾盂，也就是前文所说的，把肾脏切开后中间白色凹陷的地方，这个地方受到病菌的感染而引起炎症，就是肾盂肾炎。

（一）肾盂肾炎的发病原因

从肾脏的结构可知，肾盂是连着输尿管，输尿管连着膀胱，膀胱又连着尿道的，当尿道受到病菌感染时，病菌会沿着上述路线进入肾盂，进而引起肾盂肾炎。

可以引起肾盂肾炎的病菌以大肠杆菌最为多见，此外副大肠杆菌、变形杆菌、葡萄球菌等病菌，也会引起肾盂肾炎。

(二) 肾盂肾炎的临床表现与诊断

1. 肾盂肾炎的种类。

（1）急性肾盂肾炎多发生于生育年龄的妇女。患者看病时，常主诉腰痛，多数患者表现为频尿、尿急、尿痛等症状，并伴随有发热、怕冷、头痛、恶心、呕吐等全身症状，血化验白细胞数升高和血沉加快。一般无高血压及尿素氮升高等。

（2）慢性肾盂肾炎常无明显的症状，其主要表现是细菌尿，经化验尿中仅有少量白细胞和蛋白。患者多有长期或反复发作的尿感病史，有时可出现急性尿感的症状。在晚期可有贫血及血尿素氮升高，逐渐出现肾功能衰竭的现象。并可出现形体消瘦、神疲乏力、食欲不振等消化道症状。有些患者可有高血压。

急性肾盂肾炎治疗不当，可以转变为慢性肾盂肾炎。

2. 膀胱炎的主要临床表现。膀胱炎占尿路感染总数的 50%~70%。成年女膀胱炎的主要表现为频尿、尿急、尿痛、排尿不适等症状，以及膀胱区常有不适感。尿液检查多尿里有白细胞，偶有血尿，蛋白尿少见。少部分甚至肉眼血尿。一般无明显的全身中毒症状，少数患者可有腰痛、发热（通常不超过 38℃）。

前面已经提到慢性肾盂肾炎若长期迁延不愈，可以导致慢性肾功能衰竭。

要养成良好的卫生习惯。尤其要多饮水和多排尿，减少尿道口细菌感染，必要时可预防性地服用抗菌药物。

六、慢性肾功能不全

慢性肾功能不全，有的称之为"慢性肾功能衰竭"。也是一种较为常见的肾病，病情比较严重，后期会出现尿毒症。

正常肾脏的功能是净化血液，把血液中的代谢废物形成尿液，排出体外。而慢性肾功能不全的患者，由于肾功能发生障碍，不能很好地排出体内代谢废物，致使这些有毒的代谢废物滞留于体内，导致人们常常听说的尿毒症。

据据有关国家统计，慢性肾衰竭的 5 年生存率为 70%~85%，10年生存率为 35%~45%，虽然近 20 年来慢性肾衰的死亡率已有明显下降，然而它在人类死因中仍占第 5~9 位，可见慢性肾衰是人类生存的重要威胁之一。

对于肾功能不全有几种不同概念或叫法，主要与肾功能的损伤程度有关，在此给大家解释如下。

1. 慢性肾功能衰竭。慢性肾功能衰竭简称慢性肾衰，它是对肾功能的评定，也有广义与狭义两方面概念。广义的概念，慢性肾功能衰竭是各种慢性肾脏疾患肾功能恶化的结果，引起肾脏排泄及调节功能的减退、水与电解质的紊乱。也就是说整个肾功能不全阶段均可统称为慢性肾功能衰竭，这从各种肾脏病学的著作中就能看出这一点。

狭义的概念，在慢性肾功能不全阶段中，当血肌酐 ≥442 微摩尔/升时，即称为慢性肾功能衰竭，病情较为严重，预后不佳。临床上医生对具体的患者进行肾功能评定时，必须根据血肌酐的数值来衡定。

2. 慢性肾功能不全。慢性肾功能不全是指此阶段中的早中期，

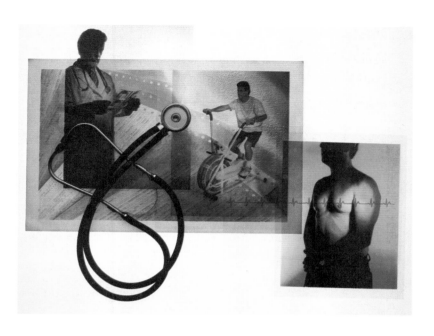

血中肌酐水平大于 177 微摩尔/升，而小于 442 微摩尔/升。病情不如慢性肾衰期重，在这一时期如能积极调治，特别是运用中医中药，则能明显取效，延缓终末期的到来。中医中药对慢性肾衰的治疗潜力的发挥，也主要在慢性肾功能不全阶段。

3. 尿毒症。尿毒症不是一个独立的病，而是各种晚期的肾脏病共有的临床综合征，是进行性慢性肾功能衰竭的终末阶段。在此阶段中，除了水与电解质代谢紊乱和酸碱平衡失调外，由于毒素在体内大量堆积而呈现消化道、心、肺、神经、肌肉、皮肤、血液系统等广泛的全身中毒症状。

4. 肾脏萎缩。慢性肾衰的患者几乎都有不同程度的肾脏萎缩，又叫作萎缩肾。萎肾脏的大小因人而异，一般而言，成人男子肾脏体积为：长径为 8.1~11 厘米，横径 5.5~7 厘米，厚度 4~5 厘米。肾脏萎缩即肾体积明显减小，也称终末期肾脏。这时肾小球已绝大部分或全部破坏，肾脏已失去生理功能。

通常对慢性肾衰患者进行肾脏 B 型超声检查，就可以了解肾脏是否萎缩。

肾脏已萎缩，处于终末期，预后不佳，治疗效果也差。

（二）慢性肾功能不全的病因

慢性肾衰的病因是指肾脏的基础病而言，其原发的基础病主要有慢性肾炎、肾病综合征、IgA 肾病、多囊肾等。继发的基础疾病主要有糖尿病肾病、高血压、高尿酸血症肾病、红斑狼疮肾炎、过敏紫癜性肾病等。另外，有感染性疾病，如慢性肾盂肾炎、乙肝或丙肝等。梗阻性疾病如肾结石、肿瘤等。

（三）慢性肾功能不全的临床表现与诊断

慢性肾功能不全的临床表现很多。患者主要表现为全身乏力、抵抗力下降等症状。

发展到了尿毒症的时候，患者的全身各个部位、各个系统都有症状出现。

1. 胃肠道症状：是尿毒症最早最常见的症状，初期是厌食，不想吃东西，以后会出现恶心、呕吐、腹泻等。患者的口中，会发出尿臭味，口腔黏膜发生溃烂。

2. 精神、神经系统症状：表现为精神不振、疲惫乏力、头晕头痛、记忆力减退、失眠。皮肤发痒，甚至因为下肢奇痒难忍，而需不停地走动。晚期会出现昏迷、抽搐等严重症状。

3. 心血管系统症状：主要有血压升高、心肌炎、心包炎等症状，而且有贫血的表现。

4. 呼吸系统症状：呼气有氨味，可以看到呼吸变得又深又长。有些患者还会发生支气管炎、肺炎。临床症状一般不显著，重者可表现为剧烈咳嗽气喘。

5. 皮肤表现：除了皮肤发痒外，皮肤可现黑色素沉着，皮肤一般会失去光泽、干燥、脱屑。由于血液中的尿素不能从肾脏排出，尿素会通过汗腺排出到皮肤上，使皮肤上出现白色的结晶，这也是皮肤发痒的原因之一。

6. 水肿：尿毒症患者一般都会有全身水肿的症状。

7. 易遭受病菌感染：由于尿毒症患者的免疫力和抵抗力下降，极容易继发感染，其中以肺部感染和泌尿道感染最常见。

8. 贫血及出血倾向：显著贫血与出血倾向，贫血程度不一，但与患者的血肌酐、尿素氮相关性，贫血是慢性肾功能不全患者重要的症状之一，又称为肾性贫血，主要由于肾衰时肾脏产生的红细胞生成素减少所致。出血倾向可表现为鼻腔、牙龈出血、皮肤瘀斑及胃肠道出血。对此，治疗有一定难度。

9. 肾性骨病：慢性肾功能不全时，由于体内钙、磷代谢改变，维生素D代谢障碍等原因均可致骨骼改变。包括骨软化、骨硬化、骨质疏松等。

总之，慢性肾功能不全发展到尿毒症的时候，症状十分广泛，因而诊断也是比较容易的。一旦有肾病的表现（如尿的改变、腰痛、眼睑水肿等），就应立即去医院检查，以免发展到慢性肾功能不全的尿毒症时期。尤其是那些曾被诊断出慢性肾炎、慢性肾盂肾炎等慢性肾脏病的患者，更应该提高自己的警觉性。

慢性肾功能不全的实验室检查主要包括：血液的检查、尿液的检查以及 X 线检查和 B 超检查，这些都需要由医生在医院中进行。

当慢性肾衰的患者出现贫血并与注射促红素升血治疗后，血红蛋白恢复仍不理想。我们经常要做一个缺铁贫血的检查，关注的指标叫作转铁蛋白饱和度。

慢性肾衰患者贫血是常见现象。

(四) 慢性肾衰的预后

总体来说，慢性肾衰是慢性进行性肾功能衰竭，是一个不可逆的变化，预后不佳。但是倘若在病程中能及时地正确地发现和处理有关的可逆性加剧因素，则患者的病情能稳定相当一段时间。

很多有蛋白尿的患者会向医生询问，自从肌酐升高后，蛋白尿量较前明显减少，是不是病情转好了？答案显然是否定的。没有蛋白尿更说明病情加重，肾脏已萎缩了，是病情趋于恶化的指征之一。

对于慢性肾衰患者中医治疗是极为具有优势的。尽管近年来国内各种血液净化术已广为开展，并且为慢性肾衰的治疗开辟了一条新的途径。然而求治于中医的患者仍不在少数，这说明中医治疗慢性肾衰是有一定的优越性的，概括起来说，确有"简、便、廉、效"的优点。

对于早中期慢性肾衰患者，即慢性肾功能不全阶段，中医治疗效果较好。即使是尿毒症晚期患者，在没有条件进行透析的情况下，运用中医药治疗也有一定的效果。

以上介绍的五种肾病，是我国最为常见的肾脏疾病，为了便于读者了解这些肾病的特点，笔者将这些肾病的情况集中在一起，列成表格，请读者参阅。

第四节　肾病的发展趋势

每一位患有肾病的人，都非常焦急，他们非常关心的一个问题是，肾病的发展趋势如何？

常见肾病对照表

病名	病因	症状	诊断所需检查	发病过程
急性肾炎	由于链球菌等细菌的感染，1~2周后导致丝球体发炎所致	血尿、少尿、水肿、高血压，以及全身乏力、厌食、恶心呕吐、腰痛、头痛等	尿液常规检查肾功能检查免疫学检查	发病较急，常在咽喉感染之后的1~2周出现，病程较短
慢性肾炎	少数由急性肾炎转变而来，多数病因不明	显微镜下血尿、蛋白尿、高血压及程度不一的水肿	尿液常规检查肾功能检查血液检查	发病较缓，病程较长，可持续1~10年
肾病综合征	各种疾病累及肾小球时，都可导致本病	大量尿蛋白，大于3.5g/dl；血中白蛋白小于3.0g/dl；水肿；血脂升高	尿蛋白检查血液蛋白检查肾脏穿刺检查	起病可急可缓，常于感染、劳累、受凉后发病，病程可长可短
肾盂肾炎	因尿道感染所致	频尿、尿痛、尿急、血尿、发热、腰痛等	尿液细菌的检查尿液常规检查	发病较急，长期不愈，可转为慢性
慢性肾功能不全	各种肾病久治不愈，发展为本病	除肾病的一般症状外，尚有全身各系统尿毒症状	肾功能检查血液检查尿液常规检查肾脏超音波检查	病程一般较长，进入尿毒症期后，可迅速导致死亡

第一章　肾病的基础知识

爱 心 提 示

　　需要提及注意的是中药是以天然植物为主，不是化学合成制剂，常规剂量多数对人体无毒副作用。中医治疗之长还在于整体调节，重在调动自身的机能，即注重扶助正气，以此改善肾的气化功能，达到祛除浊毒之邪的整体治疗效应。

27

对于这个问题的回答不可一概而论，需要考虑患者所患肾病的种类，以及治疗与调养的情况。

一、正确的治疗是防止肾病恶化的关键

不管是患上了何种肾病，都应先去医院进行检查，找医生进行治疗。一般来说，医生会根据患者的症状和检查的结果，作出正确的诊断，并制订出治疗的方案。

一旦医师制订好治疗方案，患者就应严格按照医生的要求去做，不能因为治疗一段时间后，自我感觉良好时而擅自停止治疗。非常不幸的是，许多患者不能坚持这一点，使病情反复或加重。

> **爱 心 提 示**
>
> 肾病患者，不同的肾脏病的治疗目标不一样，有的可以完全治愈如大多数急性肾炎的患者，有的主要是保持肾功能的稳定如已经出现肾衰的患者，有的则是重点预防各种并发症以维持生命，提高生活质量如糖尿病肾病综等患者，或已经透析治疗的患者。至于具体怎么治则需要听从医生的意见。

二、中西医结合是治疗肾病的最好方法

肾病的种类繁多，对于各种肾病的治疗，如果能中西医结合治疗，则疗效远远好于单独用西医或单独用中医治疗，这一点已为国内外医学界所公认。

不少肾病患者可能盲目地去找一些自称为"祖传秘方"、一帖药包好的江湖医生，这是非常危险的。患者应该认识到，不论是西药还是中药，绝对没有一剂治好的效果，治疗肾病必须做好打持久战的准备。

三、肾病患者的生活调养很重要

肾病除了要进行药物治疗外，生活上的调养十分重要，其重要的程度不亚于药物的治疗。只有治疗正确，调养恰当，才能取得好的疗效，如果仅仅有药物治疗而不知道生活上的调养，则疗效也不会太好。

本书是为一般读者而写，在以后的章节中将详细介绍肾病患者在饮食起居中的调养方法，只要读者能持之以恒地坚持这些调养方法，相信一定会取得良好的疗效。

四、尿毒症并非不治之症

在过去，由于医学水平的限制，很多肾病患者最后发展成尿毒症，并因此而死亡。但随着医学的进步，中西医治疗水平的提高，尿毒症患者也可以得到有效的治疗了。

当然，最好是不要发展到尿毒症时再治疗，毕竟尿毒症是一个凶险而又难治的疾病，目前主要是采用透析疗法和肾脏移植。

总之，肾病的发展趋势有两个方向，一是治疗调养得当，得以痊愈或维持现有病情不会明显恶化；一是治疗调养的不好，肾病发展至尿毒症。但即使发展到尿毒症阶段，患者也不要灰心丧气，尿毒症仍然有治疗的机会。

第五节　肾病的预防

落实到肾脏疾病的预防，应该做到以下几点。

一、了解肾病知识

这是预防肾病的必备步骤之一，可以购买些有关肾病的书籍，掌握各种肾病的发病原因，并在生活中注意避免出现这些原因。

对于已经患上肾病的朋友来说，了解了肾病知识，就可以知道哪些事情可以做，哪些不可以做；也会知道吃什么有助于身体的康复，吃什么会损害肾脏，诸如这些问题的答案。这些知识是十分重要的，既有助于肾病的治疗，又可以防止肾病的继续发展与恶化。

二、针对不同肾病，采取不同的预防措施

了解了肾病知识，就可以针对不同的肾病采取相应的对策，以防止肾病的发生或恶化。

急性肾炎是青少年易患的疾病，是由于病菌感染所致，常于咽喉感染或皮肤感染后而发病。针对这种情况，避免被感染，急性肾炎发生的可能性无疑会大大降低。

再如，肾盂肾炎多发于女性，注意性生活的卫生，这样会大大降低肾盂肾炎的发病率。

当然，对于已患疾病者，积极的治疗与调养，以防止恶化。从某种意义上说，积极治疗，也是一种预防。

三、积极治疗、正确调养是预防肾病恶化的关键

各种肾病如治疗、调养不当，久病不愈转为慢性或是转化为肾功能衰竭，是任何医生和患者最不愿见到的事情。虽然在目前

的医疗水平下，肾功能衰竭也可得到治疗，但毕竟是亡羊补牢的措施。血液透析、肾脏移植这些方法不仅价格昂贵，而且也给患者造成痛苦。所以各种肾病最好是能在变为肾功能衰竭之前，就得到有效的控制。要做到这点，就必须对肾病进行积极治疗、正确调养。

本书在以后的章节中，将详尽介绍各种肾病中西医治疗及自我调养康复的方法，在此仅向读者介绍一些肾病治疗、调养的原则。

(一) 严格按照医嘱治疗，切忌擅自停药

这是在临床上最多见的情况，有些患者经过一段时间的正规治疗后，自觉病情完全康复，便停止吃药，结果使病情反复或恶化。

爱 心 提 示

为了尽快地治疗肾病、恢复健康，每一位患者都应该严格按照医师制订的治疗方案进行治疗，切不可擅自做主，功亏一篑。

(二) 采取综合治疗措施

目前治疗肾病的主要方法是中药和西药。如果能在服用中、西药的同时，进行气功、针灸、穴位按摩等疗法，效果会好得多。本书所介绍的自然疗法，除针灸疗法需要由专门的针灸师或中医师操作外，其他疗法都是患者自己可以身体力行的，希望能得到读者的重视，并运用之。

(三) 不要偏信"秘方"

首先，由肾病的基础知识可以知道，肾病的疗程一般都比较漫长，不可能在一夜之间恢复正常。

其次，由中医的基本原理可知。中医治疗讲究辨证论治，不同的患者即使患同一种肾病，在治疗用药上也会有不同；同一患者，在治疗的不同阶段，也会用不同的中药方子。因此，那种一成不变、包治肾病的"秘方"是不存在的。

鉴于以上情况，建议读者不要听信传言，而应找正规的医院、有经验的医生进行正确的治疗，这样才能保证疗效。

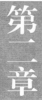

第二章

常见肾病的西医治疗

一个人如果被诊断出患有某种肾病，医生会制订治疗方案，或住院治疗或在家中治疗。本章将向读者介绍西医治疗常见肾病的原则、用药方法以及注意事项，目的就在于使读者提高治疗效果，避免不必要的麻烦。

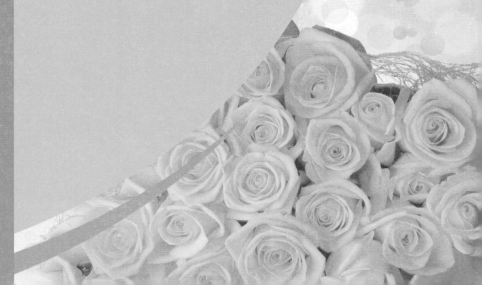

　　一个人如果被诊断出患有某种肾病，医生会制订出治疗方案，或住院治疗或在家庭中治疗。本章将向读者介绍西医治疗常见肾病的原则、用药方法以及注意事项，目的就在于使读者提高治疗效果，避免不必要的麻烦。

第一节　西医治疗肾病的原则

　　肾脏疾病的种类不同，西医治疗所用的药物也会有不同，这一点大家都可以理解，但在西医对各种肾病的治疗过程中，有些共同性的东西，这就是治疗原则。具体地说，西医治疗肾病的原则有以下几项。

一、消除发病原因

　　任何肾病都有一定的原因引起的，在治疗上要尽可能地解除病因。

　　肾病综合征的病因复杂，有的可能是由于肾小球本身病变所致，有的是由于糖尿病所引起，还有的是由于服用了对肾脏有毒性的药物所致，但不论是何种原因所引起，都应消除病因。对于尚未查出原因的，可以先进行下一步治疗，同时也要不断地查找原因，并消除之。

爱 心 提 示

　　肾盂肾炎一般都是由于尿道受细菌感染而引起的，于是西医的治疗首先就是要把这些细菌杀灭，所以治疗肾盂肾炎基本都会用到抗生素，像青霉素、先锋霉素等药物都很常用。

总之，消除病因是西医治疗肾病的一个基本原则，是溯本求源的治疗方法，非常重要。试想，如果病因没有消除，而仅仅是把症状消除了，其结果必定是将来的某一天，疾病会卷土重来。

二、调节身体的免疫功能

有多种肾病都与身体的免疫功能异常有关。

例如，常见的肾病综合征主要就是与身体的免疫功能异常有关。在正常情况下，人体的免疫功能是针对侵入人体的外来病菌，并能将病菌杀灭。但在免疫功能紊乱时，它会分不清什么东西是外来的，什么东西是自己的，于是它连自身的东西也破坏了。肾病综合征有很多就是由于自身免疫系统损害了肾小球所致。

除了肾病综合征外，其他肾病也或多或少地存在着免疫功能紊乱的状况，因此调节身体的免疫功能是西医治疗中的常用疗法，也是西医治疗肾病的基本原则之一。

三、针对各种症状采取治疗措施

对症处理是西医治疗肾病的重要原则。肾病的许多症状，如水肿、高血压、蛋白尿等，如果不及时处理，对人体的危害极大，有时甚至是致命的。对症治疗既是必须的，也是重要的。

对症治疗只是治疗肾病的一部分，只是治标的过程，除了治标之外，还应治本，如果在症状消除后就停止治疗，那么这些症状很快又会卷土重来的，因为病根还未消除。所以，既要治标又要治本，只有这样才不至于病情反复。

四、透析疗法与肾脏移植

透析疗法是把人体的血液引入一个机器中，这个机器就相当于人的肾脏，通过这个机器使血液中的有毒废物清除出去。因此，有人把透析疗法称为"洗肾""洗血"，把透析疗法所用的机器称为人工肾脏。

肾脏移植是指给失去肾功能的患者移植一个功能完好的肾脏，肾脏的来源一般多由亲属提供。

不论是以上两种疗法的哪一种，都属于亡羊补牢的措施，是迫不得已而施行的治疗方法，是属于治疗肾病的最后一个原则。

第二节　西医对常见肾病的治疗方法与步骤

本节的内容这里介绍的是带有普遍性的知识，而医生针对每位患者可能会有一套完整的治疗方案，所以应以医生的方案为主。在没有医生亲自指导的情况下，最好不要自己买药吃。

一、急性肾炎的西医治疗

急性肾炎一般发病较急，常在病菌感染后的1~2周发作。

（一）治疗原则

主要以卧床休息、控制饮食和对症治疗为主，一般不需要用皮质激素等药物。

（二）治疗方法与步骤

1. 急性肾炎在发病的急性期要卧床休息，一般需要1~4周的

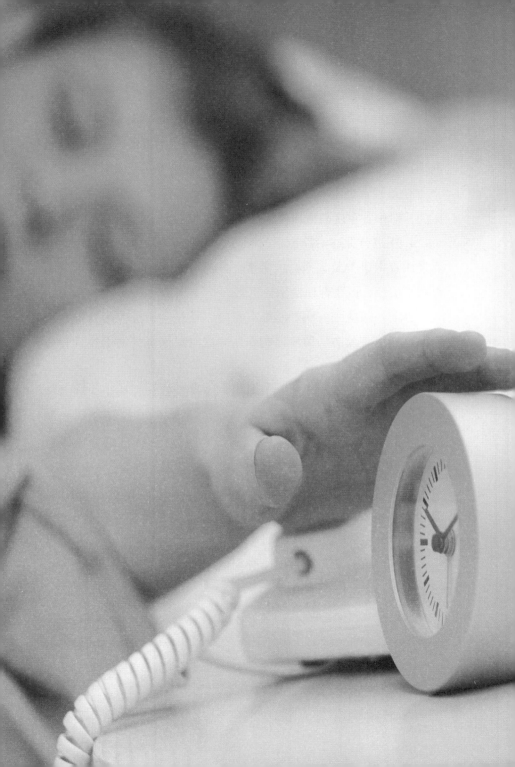

时间。直至水肿、高血压症状基本消退。以后可以短时间散步。病情较轻的患者也可在家休息。

2. 水肿：如为轻度水肿，以限水限盐、卧床休息为主治疗。水肿经限盐、限水后无减退者，则需要用利尿剂以消肿，常用利尿剂是：双氢氯噻嗪，2~3 次/日。必要时可以给予强利尿剂如速尿。

3. 急性肾炎常有血压升高现象，一般轻度高血压无须应用降压药，对中、重度高血压应积极稳步地加以控制。

4. 在进行上述治疗步骤的同时，针对病菌的感染，临床上主要选用青霉素类及头孢类抗生素，凡具有先驱感染症状都可先用青霉素治疗，但要合理使用抗生素。

目前一般主张有病灶感染存在时，还是应积极应用青霉素治疗，这样也有预防病菌传播的作用。这对急性肾炎的治疗具有一定作用。

5. 急性肾炎在急性期（1~4 周）应进食低盐、低蛋白和高维生素饮食，这实际上是西医治疗的一部分，如不实行，则鲜有治愈者。具体的数字是：盐，每日 1 克；蛋白质，每日每公斤体重 0.5 克，主要由瘦肉、牛奶、鸡蛋中获得；维生素主要由蔬菜中获取。

经过以上治疗，绝大部分患者会在 1~4 周出现尿量明显增加、消肿、血压下降、血尿消失等好转现象。4~8 周基本恢复健康，但有少数患者可能会延续到 1~2 年后，才完全恢复。

如果患者在治疗后身体康复，但又由于扁桃腺发炎而导致病情复发的，应考虑用手术把扁桃腺摘除。

爱　心　提　示

需要注意的是，手术摘除扁桃腺必须在肾炎病情稳定后进行。

（三）特殊情况的处理

急性肾炎有不足 10%的患者，主要是高龄老人、持续性的高血压而不缓解，以及少尿症状一直没有得到改善的人会发生肾功能衰竭，如果治疗不当，会导致死亡。处理的措施是，进行透析疗法，待肾功能恢复之后，再继续其他治疗。

总体来说，急性肾炎的疗效较好，经过正确的治疗，绝大部分患者都可以完全恢复。然而，一些急性肾炎患者在病愈之后的十余年左右，又出现蛋白尿、高血压和肾功能损害，这就表示急性肾炎的患者即使在病愈之后也要小心谨慎，注意防止感染、高血压，并要禁止使用那些损害肾脏功能的药物。

二、慢性肾炎的西医治疗

慢性肾炎如不断发展，经过少则几年，多则 30~40 年，会演变成肾功能衰竭。

西医对本病的治疗情况如下。

（一）治疗原则

饮食控制和对症治疗为主。

（二）西医治疗的方法与步骤

1. 一般治疗：

（1）休息：对有水肿、高血压或肾功能不良患者，应强调适当的休息。肾炎患者要避免过多的活动。

（2）饮食控制：有明显水肿、血压升高时，应限制盐的摄入，采用无盐饮食。当水肿、高血压消退后每日 3~5 克钠盐。蛋白质摄入量，慢性肾炎患者尿中丢失蛋白不多时，应适当控制蛋白质的摄入量，一般每日每公斤体重进食 0.5~0.8 克蛋白质。若肾功能减退时，则更应控制蛋白质饮食，以优质动物蛋白质为主，蛋白质每日的限制量。

2. 对症治疗。慢性肾炎的主要症状有高血压、水肿，并容易并发感染，对这些症状，应予以治疗。

（1）高血压的治疗。控制高血压是防止慢性肾炎恶化的重要环节，但降压的过程不能太快，以防止肾脏的血液供应骤然下降，反而使肾小球受损。

（2）水肿的治疗。水肿的治疗主要是用利尿剂，在水肿治愈的同时，血压一般也会下降。常用的利尿剂为噻嗪类利尿剂。

（3）并发感染的治疗。慢性肾炎患者极易并发感染，感染后又容易引发慢性肾炎的恶化，因此应注意预防感染。感染之后，一般是用抗生素进行治疗，常用的抗生素是青霉素类的药物。尽量避免应用肾毒性抗生素。

3. 激素治疗。使用激素治疗慢性肾炎也很常见。激素主要是通过调节身体的免疫过程，使肾小球的炎症减轻，从而使肾小球的通透性恢复正常，减少或消除蛋白尿。此外，使用激素尚有利尿的作用，可以消除水肿，降低血压。

常用的激素是强的松，持续用药 6~8 周，然后逐渐减量。服用激素的患者应注意：

（1）激素疗法必须维持足够的剂量和足够的时间，最忌讳的是中途擅自停药，或是自作主张地减少剂量。

（2）是否使用激素治疗应由医生根据具体的病情来判断，不能因为听说激素对慢性肾炎有疗效而自己去买药来吃。

（3）激素最后停止应用时，一般要吃中药来控制病情，因为中药疗效确切。

总之，慢性肾炎的治疗比较棘手，而中医的疗效比较令人满意。这方面的内容将在下一章介绍中医治疗时，再详细讨论。

三、肾病综合征的西医治疗

肾病综合征是由多种病因引起的一组症候群，主要是大量蛋白尿、血液中白蛋白浓度下降、水肿和血脂增高。这些症候可以由肾脏本身的疾病所引起，也可由糖尿病、高血压、狼疮等其他疾病累及到肾脏而引起。本书主要讨论由肾脏本身原因引起的情况。

（一）治疗原则

1. 适当活动，忌疲劳。饮食低盐、低蛋白。

2. 对症治疗

（1）水肿：原发性肾病综合征水肿的治疗根据其具体情况而有所不同。

（2）血脂异常：纠正高脂血症。

（3）血栓：针对原发性肾病综合征并发肾静脉血栓，主要采取抗凝、促纤溶和抗血小板凝聚剂进行针对性治疗。

①抗凝治疗：肝素只能预防血栓形成，不能使血栓溶解。低分子量肝素与肝素相比较，不光是分子量减少，其优势在于不会影响凝血因子，减低了出血的危险。

②纤溶治疗：是溶解纤维蛋白，使血栓溶解吸收。尽早溶栓治疗是治疗急性肾静脉血栓的关键，给药越早越好，6 小时以内效果最佳，于起病后 3 天内静脉溶栓仍可获得溶栓效果。常用的药物为尿激酶或链激酶。

③血抗小板聚集：常用药物为低分子右旋糖酐和阿司匹林。

3. 激素治疗。激可供选择的激素有强的松、强的松龙、地塞米松，其中以强的松最常用；伴有肝功能损害的患者应选用强的

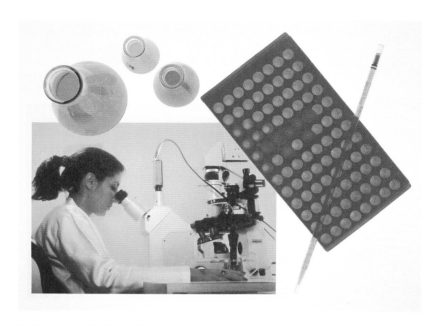

松龙，因为强的松需在肝内转化成强的松龙才能发挥作用；地塞米松的抗炎作用最强，但不良反应却更多。

当用激素疗效不佳时，首先应积极寻找并排除各种影响因素。最常见的影响激素疗效的因素有：

（1）感染。发现有感染存在，应积极给予抗生素治疗。

（2）血液高凝状态。此时可以配合使用抗凝、血小板解聚药以及活血化瘀中药。

4. 细胞毒药物的治疗。主要为环磷酰胺和氮芥。在运用激素的基础上加用细胞毒药物，可以增强治疗效果，巩固疗效，减少复发。

这是治疗肾病综合征的四大原则。由于本病的原因有多种，所以，应尽可能地找到原因，一般需要做肾脏穿刺检查，也可以把这一点视为治疗原则的一部分。

5. 肾穿刺检查。肾穿刺是进行肾脏活体组织检查的重要手段，肾穿刺是一种创伤性检查，但对肾脏损伤甚少，一般在 B 型超声波导向定位下进行穿刺，已比较安全和准确。

经肾穿而确定肾小球疾病的病理类型，根据病理分型而正确选择治疗方案和判断预后。故对于一些诊断不明确的患者应尽早地做肾穿刺检查。

为了确诊肾脏的病变性质，指导治疗及估计预后，下列患者可做肾穿刺：

（1）肾病综合征其主要目的在于明确疾病的类型，制订治疗方案。

（2）结缔组织疾病：各种结缔组织疾病对肾脏的累及率不同，疾病的发展速度及预后亦不同，因此肾活检能帮助作出合理的治疗计划及判断其预后。

（3）急性间质性肾炎：急性间质性肾炎在临床上很难与各种疾病引起的急性肾功能衰竭，经活检后，常可做出正确的诊断和治疗措施。

（4）原因不明的蛋白尿：临床非常多见，若患者尿蛋白量经常在 1 克/日以上，或伴有红细胞，或有肾功能下降，应作为进行肾穿刺检查的指征。

（5）原因不明的血尿：如屡发或持续血尿已排除下尿路因素，并经尿路造影及膀胱镜检查未能确定原因者，可作此项检查。

（6）肾移植术后：发生排异反应或类似排异反应，可根据肾穿刺活检断定是否摘除移植肾。

（7）其他：急性肾炎综合征、痛风性肾病、糖尿病性肾病、妊娠期肾病等，根据病情可考虑肾穿刺，以帮助明确诊断。

具有以下疾病的患者皆可列为不宜做肾穿刺范畴。

（1）慢性肾功能衰竭患者，做肾活检时危险性较大，易出血，目前认为属穿刺的禁忌证。

（2）对侧肾功能不良时，为防止发生并发症，肾功能丧失从而导致肾功能衰竭，应避免做健侧肾穿刺。

（3）孤立肾及肾动脉瘤，为防止大出血，不宜做肾穿刺活检。

（4）肾肿瘤、肾囊肿、肾积水、肾脓肿、肾感染性病变时，为防止肿瘤扩散、炎症弥散，故无穿刺的必要。

（5）恶性高血压、贫血、精神异常及全身衰竭的患者，不宜做肾穿刺。

（二）治疗的方法与步骤

1. 水肿症状严重者：应绝对卧床休息，体质虚弱的患者不要起床走动，以免发生昏厥。

2. 饮食治疗：有水肿症状的患者应限制盐的摄入量，每天吃盐不能超过 2 克。需要由饮食中补充蛋白质，主要是从瘦肉、鸡蛋、鱼肉等动物食品中获得，但每天最好不要超过 6 克。以免加重肾脏负担或导致肥胖，在服用激素时，更容易导致肥胖。

3. 对症治疗：主要是针对水肿症状，一般是服用利尿剂来消除水肿。

因为本病患者的身体抵抗力下降，容易并发感染性疾病，所以在感染时应采用抗生素治疗，常用的抗生素为青霉素。

4. 激素治疗：注意服药的时间、剂量以及减药的步骤。使用激素时应遵循的原则是：足量、慢减、长期维持的八字方针。足量：强的松 40~60 毫克，清晨顿服，维持 8~12 周。慢减：是指对激素敏感或部分敏感的患者，激素减量宜慢，一般每 2~3 周减用量的 1/5~1/10。当强的松减至 20 毫克左右时，病情容易反复，减量宜更慢。长期维持：强的松用量减至 10~15 毫克时需维持 1 年以上，不可轻易撤停。

5. 免疫抑制疗法：常用的药物是环磷酰胺，分 2~3 次服用。总的服用量不要超过 6~8 克。本药对于蛋白尿的消除有较好的疗效，但毒副作用较大。

6. 联合疗法：难治性肾病综合征是指，经过了以上各种治疗方法，病情得不到好转，仍然有蛋白尿、水肿等症状，所以说其难治。对于这种情况，目前主要采用联合疗法，即把四种药物：激素、环磷酰胺、肝素及潘生丁联合在一起使用。

总之，西医目前对本病的治疗基本以上述方法为主。中药与西药配合使用，效果要优于单独用中医或西医治疗。

四、肾盂肾炎

肾盂肾炎是由于尿道发生感染而使肾盂产生炎症，也有急性肾盂肾炎与慢性肾盂肾炎之分。急性肾盂肾炎的治疗一定要彻底，防止急性转变为慢性。肾盂肾炎主要是运用抗生素来杀灭细菌。

（一）治疗原则

1. 抗菌治疗：原则上应选用药敏性较好，而毒副作用较小的抗菌药。在治疗有效后，要注意追踪复查，以便观察是否复发。

2. 按照医嘱坚持服药，服药时间要达到相应的疗程，切忌症状改善后擅自停药，或服药不规律。尤其是初次患病时要积极治疗，切勿不重视造成病情加重或反复。

3. 注意个人卫生：多饮水，勤排尿，注意阴部清洁。

这三个方面是治疗急慢性肾盂肾炎的原则。

（二）治疗的方法与步骤

1. 急性发作时，要多喝水、勤排尿，以促使肾盂中的炎症产物（如脓液）、细菌等，从尿液中排出。

2. 根据诊断出来的病菌种类，选择有效性的抗生素。

3. 如急性肾盂肾炎转变为慢性肾盂肾炎，一般是采用联合用药的方法，所用药物也是抗生素。

4. 在治疗的同时，以及治愈后，讲究个人卫生是防止再次发生肾盂肾炎的关键，尤其是女性患者要注意，要勤饮水，注意性生活的卫生。

总之，肾盂肾炎的治疗简单而有效，关键问题在于治疗彻底，治愈。

五、慢性肾功能不全

慢性肾功能不全又被称为肾功能衰竭，常合并尿毒症。

（一）治疗原则

1. 对引发肾功能不全的病因进行治疗。

2. 饮食疗法极为重要。

3. 对症治疗。

4. 透析疗法与肾脏移植。

以上四个原则，实际上是慢性肾功能不全各个阶段的治疗方法。

（二）治疗方法与步骤

1. 对原发病的治疗是治疗慢性肾功能不全的必需步骤：如治疗慢性肾炎、糖尿病等。

2. 饮食疗法：考虑到肾功能是否会进一步受损。

慢性肾功能不全的饮食疗法，主要有6点内容：

（1）进食低蛋白饮食。进食蛋白质的多少，应根据每天血液中含氮废物不要超过 30 克为宜。

（2）进食蛋白质要选用瘦肉、蛋类、鱼等优质动物蛋白。

（3）饮食疗法的第二个要求是进食高热量食品，高热量食品主要从碳水化合物中得到，如米饭、面包等。每公斤体重应进食不少于 30 千卡的热量。

（4）补充维生素：可从蔬菜中获得，如青菜、小白菜等，皆在可选之列。也可服用维生素药片。

（5）饮水量：应根据患者的具体情况而定，如果患者尿量正常，没有水肿的症状，那么就不要限制饮水。但如有少尿与水肿症状，则应限制饮水量，以免加重病情。

（6）盐的摄取：有尿少、水肿症状者，饮食应以清淡为主。

以上 6 点内容，是慢性肾功能不全饮食疗法的要求，应切实贯彻落实；在药物治疗或其他疗法进行的同时，饮食疗法也是必需的。

爱 心 提 示

少尿或水肿症状明显的患者，尽量避免进食含磷含钾高的食品。

3. 必需氨基酸疗法。由于本病需要限制蛋白质的摄取量，故应补充一些氨基酸。一般采用口服或静脉注射的方式补充。

爱 心 提 示

需要注意的是，利用本疗法时不要进食富含植物蛋白的食品，如大豆及豆制品之类，而且要少吃肉，减少食物里蛋白的摄入，饮食以素食为主。

在发展为尿毒症后，则要进行透析疗法，配合对症治疗或是肾脏移植。

4. 尿毒症对症治疗。在前文介绍肾病的基础知识时，读者已经了解到尿毒症有多种多样的症状，在这些症状出现时，都必须予以治疗。鉴于症状复杂，而且患者的治疗是在医院中进行的，本书不再做过多的介绍。

5. 透析疗法。透析疗法是晚期尿毒症患者维持生命的必要治疗。透析疗法又以血液透析为主，还有腹膜透析。

血液透析疗法原理是利用人工肾脏（机器）来代替丧失功能的人体肾脏，当血液流过这个机器时，血液得到净化，有毒代谢产物得以消除。血液透析疗法一般每周需要做 2~3 次，每次 4~5 小时。

腹膜是一层天然的半透膜，比肾小球毛细血管总面积还要大，具有扩散、渗透、分泌及吸收功能。腹膜透析方式是比较符合人体生理功能的一种透析方式，越来越被医学界和患者所接受。

6. 肾脏移植。肾脏移植是利用手术把健康的肾脏移植到完全

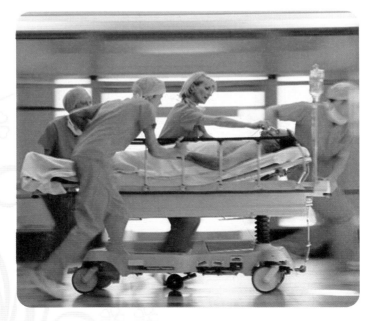

丧失肾功能的患者体内，这种疗法长久以来，一直是医学家们所追求的理想，因为这一疗法可以一劳永逸地解决肾功能衰竭患者的问题。

患者身体对移植进来的肾脏有排斥作用，这也是肾脏移植中的一个较大难题。近年来，由于抗排斥药物的研究有所发展，目前在抑制排斥反应方面，已取得了一定的效果，但又导致了另一个问题——移植后的感染。

移植后的感染。手术后服用的抗排斥药。抗排斥药就在于抑制身体的免疫功能。往往并发严重的感染，因为被抑制后的免疫功能无法杀灭侵入人体的病菌。

本节主要介绍了常见的五种肾病的西医疗法，虽然名为五种肾病，但实际上可能包含着多种肾病，如慢性肾炎、肾病综合征以及慢性肾功能不全，都可以由多种肾病引起。

第三节　西医治疗肾病需要注意的问题

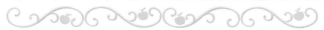

有些患者西医治疗效果不佳的原因多种多样在西医治疗中，所应注意的一系列问题。

一、有些肾病患者西医治疗效果不佳的原因

这个问题相当复杂，根据笔者在临床工作中的经验，总结出以下三方面的因素。

（一）患者不能配合医生的治疗方案

不配合治疗方案是大多数肾病患者疗效不佳的重要原因之一。肾脏疾病有其自身的病理特点，一般来说，病因较为复杂，治疗

所需的时间也比较漫长。

以慢性肾炎为例，其发病原因复杂，病史很长，常常需要激素治疗，而一旦使用了激素，就需要严格按照要求，定时定量地服用半年乃至一年以上。时间一长，求治心切的患者就不易坚持，或是忘了吃药或是停停又吃，这都会致使疗效大打折扣。

所以为了自己的健康，患者应积极配合医生的治疗方案。

（二）不能从饮食起居中配合治疗

俗话说："三分治，七分养"，肾病患者的康复，尤其需要患者在饮食起居中配合药物的治疗。

肾病的疗程漫长，住院治疗的时间，比自己在家中治疗的时间要短得多，因此需要患者在饮食起居中的配合，而且许多肾病对于饮食起居有特殊的要求，如果患者不知道这些要求，或是知道而不做，那么疗效自然不会理想。

急性肾炎在尚未完全痊愈时，是不能结婚生孩子的，怀孕期间为了供应胎儿的生长需要，肾脏的生理负担必然加重，这样就会导致肾脏缺血，促使肾脏病理变化加重，不利于肾功能的恢复。另外在怀孕前或怀孕初有水肿、蛋白尿和高血压者，到怀孕后期死胎的发生率较高。对胎儿及母亲的生命均有较大威胁性，因而在肾脏病患者临床症状突出阶段，即活动期，以及肾功不全患者应注意避免怀孕。

任何事物都应具体分析，有下列情况的患者是可以怀孕的，即急性肾炎痊愈在 1 年以上，并无复发者；隐匿性肾炎经过 2 年观察，病情较为稳定者；各种原发性、继发性肾脏疾病无临床表现，而且血压及肾功能检查均正常者。但是对于这部分患者在怀孕期间也不可掉以轻心，要经常检查尿蛋白、血压及肾功能，如有下列情况则应终止妊娠：尿蛋白（++）以上，并伴有水肿；血压在 150/100 毫米汞柱以上，服用降压药也不能降至正常范围者；肾小球功能检查异常者。

（三）对肾脏有毒副作用的药物

身体对药物的代谢，主要是在肝脏和肾脏中进行的，而有些药物对肾脏有较大的毒性，如果肾脏患者不了解哪些药物对肾脏有毒性，就有可能因为服用了这些药物，造成肾脏功能的损害。有些肾病患者疗效不佳的原因就在于此。

爱 心 提 示

肾病患者在治疗过程中，如果因为其他原因而需要服用其他药物的话，一定要了解一下该药是否会对肾功能产生损害，如果会产生损害，则应改用不损害肾功能的药物，如果必须用则应按照肾功能的情况调整剂量使用，当然最好服用前向医生咨询，以保证用药的安全性。

二、肾病患者在西医治疗时，需要注意的一些问题

上述的三个影响治疗效果的情况，都是患者在西医治疗中应予以重视的问题。在这其中，又以配合医生的治疗计划和饮食调养为紧要。

除了要避免影响疗效的三个因素之外，在西医治疗的同时，还应注意以下两个问题。

（一）务求明确诊断出病因

很多肾病患者的诊断并不十分明确。

肾穿刺诊断实际上是通过一根针刺入肾脏，抽取出少量肾脏组织，然后放在显微镜下进行观察，以查找出肾病病因的一种诊断方法。这一种诊断方法对人体基本没有什么危害，在国外进行肾穿刺的检查非常普遍，但在国内却不普遍，主要是因为许多患

者对此感到害怕的缘故。

　　肾穿刺诊断对于各种肾病的明确诊断有极大的帮助，自然也非常有助于治疗效果的提高。因此，作为肾病患者，在需要做这一项检查时，应采取积极的态度配合医生的诊断。

（二）在西医治疗的同时，要配合中药治疗

　　有很多人因为各种各样的原因，没有接受中医治疗，这是十分可惜的事情，也常常是疗效不佳的原因之一。

　　中医对肾病的疗效，无论是中医还是西医公认的事实。

　　西医治疗时配合以中医治疗，往往有令人意想不到的奇效；而且，中药对减轻西药对人体的毒副作用有很大好处，所以完全不必担心中、西药不能配合运用的问题。

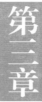

第三章

常见肾病的中医治疗

中医对肾脏的认识，既有与西医相同的地方，也有不同之处，但大部分观念是不同的。古人对肾脏的外观形态、大小以及位置的描述，是非常客观的，也是与现代的认识相同的。

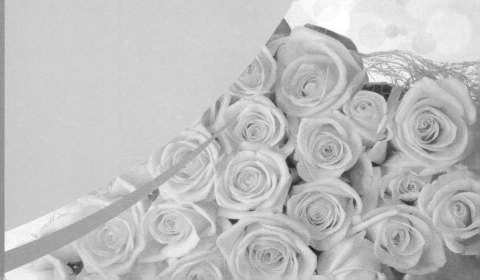

第一节　中医对肾脏生理功能的认识

中医对肾脏的认识，既有与西医相同的地方，也有不同之处，但大部分观念是不同的。然而，对于肾脏的生理功能，中医有着不同于现代西医学的独特理论。

一、肾脏为"先天之本"

中医认为肾脏功能充沛时，人体可以由小长大，发育成熟；反之，人体就不能正常发育，也不能有正常的生殖功能。这一套理论在中医治疗各种疾病时，具有很大的指导意义。例如一个男孩长到 18 岁时，身材仍然十分矮小，也没有出现发育后应该出现的胡须、喉结等第二性征，于是，中医对这个男孩的诊断是："先天不足"。所谓"先天不足"，就是指肾脏的功能不足，怎么治疗呢？中医一般会开出一些补益肾脏的中药，如龟板、熟地黄、山萸肉、紫河车等，来补益患者的肾脏，服用一段时间后，患者就可以正常地生长发育了。由这个病例可以看出，肾为先天之本，不仅具有理论上的意义，最重要的是具有临床指导意义。

"肾为先天之本"是中医对肾脏功能的基本认识，反映出中医对肾脏的高度重视，也正因为如此，历代中医学家都对肾病的研究不遗余力，这也正是为什么中医治疗肾病有极高疗效的原因，在历代医家治疗肾病经验的基础上，现代中医结合了西医对肾病的研究成果，创造出世界上独一无二的中西医结合疗法，这确实是中国肾病患者之福，可以说古人的余荫泽被后人。

二、肾主骨，生髓；肾主黑色，其华在发

肾脏可以分泌一种促红细胞生成素，具有促进骨髓产生血液中红细胞的作用，当肾脏产生疾病时，由于分泌促红细胞生成素减少，会导致贫血。由此可见，古人认为肾主骨生髓的观念，是符合现代医学理论的。不仅如此，从中医对肾病的治疗上，也可证明中医这一观念的正确性。例如，有些肾病患者由于体内的蛋白质、微量元素大量地从尿液中流失，进而导致骨质疏松、全身疲惫乏力。在服用补肾的中药后，这些症状可以得到改善，这就从反面论证了肾主骨生髓的正确性。

"肾主黑色，其华在发"，字面的意思是说，肾掌管着黑色，肾脏功能的好坏，可以反映在人体的毛发之上。

中医的这种观念，实际上是中国古代由外而知内的传统文化，在中医学上的体现。中医由患者的各种症状来判断，但有很多症状不明显的患者，这些患者没有感觉什么痛苦症状，这时候，医术高明的医生就会从一些外在的表象，如毛发、皮肤、舌苔、指甲、脉象等，来诊断疾病。

临床上确实可以看到许多肾病患者，尤其是慢性肾病患者，面色暗淡无光，黑而没有生气，头发也是发枯发黄，容易折断。这说明中医的观念是有实际依据的，是古人千百年来细心观察的结果。

相应地，肾病患者经过治疗痊愈之后，患者皮肤的颜色会变得有神采，毛发也变得黑而有光泽，这又从疗效上论证了中医关于肾脏理论的正确性。

三、肾主水液，调节二便

中医关于肾脏这一功能的认识，是现代医学认同的。"肾主水液，调节二便"是指，肾脏掌管着全身体液，并通过调节大小便来调节全身水液的平衡。

四、肾主封藏，受五脏六腑之精而藏之

"肾主封藏，受五脏六腑之精而藏之"，是说肾脏接受五脏六腑精华物质的滋养，并将这些精华封藏于肾脏之中，不使流失。我们可以把肾脏理解为一个"银行"，它吸收了人体各个脏器存放于其中的"物质精华"，因而肾脏可以支持许多"项目"的正常运作。

脾胃被中医称为"后天之本"，这是与肾脏为"先天之本"相对而言的。

肾脏不但要接受五脏六腑的物质精华，而且要把这些物质精华藏起来，才可以保持生命活动的正常。如果肾脏只是前面接受五脏六腑的物质精华，后面马上流失掉了，而不能封藏，那么人的生命活动就不能维持正常。

中医关于肾脏藏精的观念，他们发现了肾病患者的尿液中，流失了人体的物质精华。

中医不认为肾脏是一个孤立存在的脏器，肾脏是与身体的其他脏器，以及身体的外表皮肤、四肢骨骼、毛发等，有着密切联系的。中医是站在中国古代阴阳五行学说的角度上，从整体上来考察人体的，而且中医有着几千年的临床经验。

第二节　中医关于肾病的理论及特点

通过上一节的阅读可以了解到，中医对于肾脏生理功能的认识十分丰富，鉴于肾脏的重要性，中医历来重视对肾病的研究，几千年来，累积了丰富的治疗肾病的经验，疗效十分显著。

一、肾病是由内因、外因联合作用的结果

中医认识肾病，主要是通过水肿、尿多或尿少、尿血等患者所表现出来的外观症状，并结合以患者的年龄、性别、胖瘦、面色的亮或暗、头发的枯荣以及舌苔、脉象等因素，来判断患者患病的原因和内在机制。中西医的肾病概念有很大差别，两者之间有相互重叠的部分。

中医认为，西医所说的各种肾病，都是内外两方面因素所造成的。

外因方面，如气候的变异、病菌的侵袭、尿道的阻塞、误服了毒害肾脏的药物等，都可以导致肾病。然而，外因有时不足以导致肾病，如果人的身体强壮，抵抗力旺盛，那么即便遭受了外部病邪的侵扰，也可以安然无恙。因此，必须是在人体本身的抵抗力弱，并有外部致病因素的联合作用下，才会导致肾病，这就是中医对肾病病因的认识。

二、肾病症状的出现是由于肾脏的正常功能受到损害所致

中医认为肾脏具有很多十分重要的生理功能。

（一）先天之本不足，导致生长发育迟缓

肾为先天之本，肾中既藏有由父母遗传下来的精气，又藏有五脏六腑所输入的物质精华。当肾脏因病而精气不足时，患者，尤其是儿童患者会出现生长发育迟缓。

（二）肾主水液功能受阻，导致水肿

由于肾脏掌管着全身体液的代谢，一旦肾脏患病，往往首先出现水液代谢的异常，如尿少、水肿等症状。中医的这一观念与西医相同。

中医同时还认为，肾脏对大便也有调节作用，因此肾病患者在小便异常的同时，往往还有大便的异常，这一点是西医所没有提到的。肾病患者，尤其是慢性肾炎、肾功能不全的患者，常常兼有腹泻、大便稀溏等症状，就是由于肾脏调节大便的功能失常所致。

（三）肾不藏精，导致蛋白尿

当肾脏发生疾病时，肾的封藏功能常会减弱，导致人体的精华物质从尿液中流失，这就是尿中出现蛋白质的机制之所在。

如果肾脏的封藏功能长期不正常，日积月累会使人体的物质精华大量流失，人体也就会衰弱下去，这就是为什么慢性肾病患者，身体一般都比较虚弱的原因。

（四）肾主生殖的功能受损，导致阳痿、早泄等症状

由于肾脏主管着人的生殖功能，当肾病久治不愈，大量的人体精华流失，肾中精气不足时，就会导致人体生殖机能的异常，一般表现为阳痿、早泄、遗精等症状。

爱 心 提 示

　　人的生殖功能的维持，是需要肾中精气来维持的，如果生殖功能使用过度，如性生活过度、生育过多等，会导致肾中精气消耗太过，进而导致肾虚症。

三、中医治疗肾病讲究标本兼治

　　西医治疗肾病的药物主要有抗生素、激素、降压药、免疫抑制剂等有限几类，而中医治疗肾病之所以受到医学界和患者两方面的重视，并不是由于中医有关肾病的理论，而是在于中医治疗肾病的疗效。中医治疗肾病的基本原则，这个原则就是：标本兼治。

　　简单地说，"标"是指各种外在的症状；"本"是指导致症状的病根；中医治疗肾病就是既要治疗各种症状，又要治疗病根。中医有一句话是"急则治其标，缓则治其本"，意思是说，在症状比较重、比较急时，要赶紧消除症状，此时应以治疗症状为重点，否则，这些症状有可能是致命的，此时可以把病根暂时放一放，等到症状消除后，再考虑治疗病根；如果病情较缓、症状不重，则应先考虑治疗病根，病根消除后，一些轻微的症状自然随之而解。

　　以上简要介绍了中医关于肾病的理论与特点，希望通过这些内容的阅读，读者能够在以后的中医治疗中，取得更好的疗效。因为中医毕竟是古代遗留下来的传统医学，其思维方式有别于现代医学，所以需要读者多加领会，在下一节中，就要谈到中医治疗肾病的具体方法了。

第三节 中医对常见肾病的辨证施治

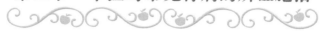

本节向读者介绍中医治疗各种常见肾病的具体方法，对于本书所载的各种中药处方，患者可以摘录下来进行自我治疗，但有一个前提，必须在辨证论治明确的基础上，选取合适的方子，也就是人们常常听说的，中医治疗疾病的根本方法——"辨证施治"。

一、辨证施治是中医治病的根本方法

中医治病的几个特点：

1.中医在处方之前，先要详尽而全面地考察患者全身的各种症状和表现，而不仅仅凭一个病名就来开处方。

2. 中医处方的依据是患者所患疾病的内在本质。因为处方的原则不同，因而所用中药也不相同。

3. 中医治病在基本原则确定后，会根据患者病情的变化，而对基本处方进行一些调整，或是加一两味药，或是减一两味药。

以上三个特点，也正是辨证施治的特点。

在这里需要特别注意的是，本书强调以实用性、通俗性为原则，在利用本书的药方时，应先去找中医师进行必要的咨询，毕竟每个患者的病情是不可能完全相同的。

二、急性肾炎的辨证施治

中药在消除患者的水肿、血尿等症状的同时，还具有保护肾功能不受损伤的作用。但是，需要注意的是，如果急性肾炎在起病急、病势重，而导致急性肾功能衰竭时，则应赶快送至医院救

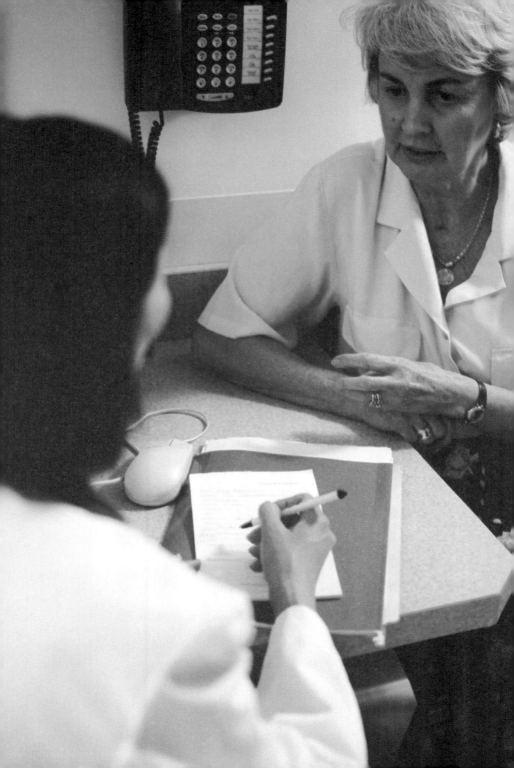

治，以便施行血液透析等疗法，待病情稳定之后，才可以用中药进行调治。

现将中医对急性肾炎的治疗，介绍于下。

(一) 急性肾炎急性发作期

这是初患急性肾炎的时期，患者一般以水肿、尿血为主要症状，但症状的轻重在每个患者身上会有所不同，常见有以下几种情况：

1.急性肾炎突然发病，发病前 1~2 星期有咽喉或皮肤感染；水肿症状较轻，一般表现为晨起眼睑水肿；尿少而色黄；患者常伴有怕风、怕冷、发热等症状；舌边舌尖为红色，舌苔薄而色微黄。

治疗原则：清热发汗、利尿消肿。

基本处方：杏仁 12 克、枇杷叶 10 克、栀子 10 克、豆豉 10 克、茯苓皮 15 克、通草 10 克、滑石 10 克、薏苡仁 12 克、蝉衣 10 克、白茅根 10 克。

加减：兼有咽喉肿痛者，加射干 10 克、连翘 10 克。

大便稀而排泄不爽，胃口不佳而腹中发胀者，加陈皮 15 克。

兼皮肤感染而有疮疖者，加金银花 10 克、蒲公英 10 克。

2. 急性肾炎，水肿症状较轻，但血尿症状较重。尿的颜色赤红，尿短少而急，常伴有腰痛、发热等症状；舌红苔黄。

治疗原则：清热、利湿、止血。

基本处方：大蓟 15 克、小蓟 15 克、白茅根 15 克、藕节 10 克、木通 10 克、车前草 12 克、栀子 10 克、瞿麦 10 克。

加减：如兼有便秘症状者，加生大黄 6 克。

腰痛而尿少者，可加泽泻 10 克。

兼有发热无汗者，加连翘 10 克、浮萍 10 克。

3. 急性肾炎，水肿、尿血的病状都较重，面色发白、精神不振、全身乏力、腰痛、舌淡苔白，常兼有睡眠不安。

治疗原则：养阴、利尿、止血。

基本处方：生地黄 10 克、熟地黄 15 克、山萸肉 15 克、丹皮 10 克、茯苓 12 克、泽泻 12 克、竹叶 10 克、白茅根 15 克、旱莲草 10 克、藕节 10 克、木通 10 克、车前草 10 克。

加减：胃口不好，饮食不佳者，加陈皮 12 克、白术 15 克。

大便稀而滞涩难解者，加滑石 15 克。

水肿持续不消者，加鱼腥草 15 克。

（二）急性肾炎恢复期

这一阶段的患者，在经过上述治疗后，水肿、尿血的症状大部分消失了，但有些患者还会残留着一些症状。一般有以下几种情况：

1. 急性肾炎经治疗后症状已不明显：水肿基本消失，肉眼已看不见血尿，但在显微镜下仍可查出少量红细胞，患者一般有乏力的感觉；舌淡苔白。

治疗原则：滋阴养肾、佐以止血。

基本处方：熟地黄 15 克、山萸肉 20 克、茯苓 12 克、丹皮 10 克、泽泻 9 克、山药 10 克、黄芪 15 克、白茅根 15 克、大、小蓟各 10 克。

加减：若仍有轻微水肿者，加车前草 9 克。

2. 急性肾炎恢复期：有轻度水肿，主要是早晨起床时眼睑水肿；血尿消失；但在尿液检查时，发现有少量蛋白；常伴有精神困倦，全身乏力；舌淡苔薄白。

治疗原则：健脾益气、利水渗液。

基本处方：太子参 15 克、白术 15 克、茯苓 15 克、黄精 15

克、熟地黄 15 克、桑寄生 15 克、龟板 25 克（先煎）、淡竹叶 10
克、山药 15 克、陈皮 10 克。

加减：若尿中有少量红细胞，则可加入白茅根 15 克。

3. 急性肾炎恢复期：水肿症状持续不退，反而水肿更加严重，
除了有头面部水肿外，四肢也有浮肿，同时伴有四肢不温、畏寒、
神疲乏力等症状。这种情况往往是前期治疗不当所致。

治疗原则：温肾补脾、利水消肿。

基本处方：茯苓 15 克、白术 20 克、大腹皮 12 克、白附片
10 克（先煎）、陈皮 10 克、车前草 30 克、赤小豆 10 克、牛膝 12
克、汉防己 6 克、黄芪 9 克、生姜 10 克、益母草 10 克。

加减：食欲不振，大便稀溏者，加香附 10 克、砂仁 10 克、
太子参 10 克。神疲乏力者，加肉桂 3 克、黄精 10 克。

同时需要注意的是，在中药治疗时，也要求患者在饮食上加
以注意，控制钠盐的摄入，具体要求同西医治疗时的要求一样，
可参见第二章的内容。

三、慢性肾炎的辨证施治

慢性肾炎在现阶段属于难治之症，无论是用中医还是用西医，
疗程都较为漫长，因此慢性肾炎患者一定要抱有打持久战的心理
准备。

慢性肾炎一般可分为五种证型。

（一）脾肾阳亏虚型

治疗原则：补益肾阳、利水消肿。

基本处方：茯苓 15 克、白术 20 克、白附片 10 克（先煎）、
肉桂 6 克、仙茅 10 克、仙灵脾 10 克、车前草 10 克、生姜 10 克、

泽泻9克、益母草10克、熟地黄10克、桂枝10克、陈皮12克、猪苓10克、黄芪10克。

加减：兼阳痿者，加鹿角胶10克。

兼气喘者，加白果10克。

（二）气血亏虚型

治疗原则：补气养血、利水消肿。

基本处方：当归12克、黄芪15克、太子参12克、熟地黄15克、白芍12克、川芎10克、茯苓15克、陈皮10克、猪苓12克、甘草6克、玉米须30克、大枣3枚、阿胶10克（烊化兑服）。

加减：有畏寒症状者，加桂圆肉15克。

（三）阴阳两虚型

这类患者的其他主要症状：多因久治不愈而致耗伤人体正气。浮肿面白、精神不振、全身无力、头目晕眩、腰酸痛、腿脚无力、舌质淡红、舌苔薄白。

（四）湿热内蕴型

治疗原则：滋阴补阳。

基本处方：熟地黄15克、山萸肉15克、山药15克、丹皮10克、茯苓12克、泽泻6克、车前草10克、女贞子15克、白附片10克（先煎）、桂皮10克、牛膝10克、龟板20克（先煎）。

加减：水肿症状严重者，加鱼腥草10克、生姜10克。

（五）肝阳上亢型

治疗原则：滋阴潜阳。

基本处方：生地黄15克、山萸肉12克、丹皮10克、茯苓10克、泽泻9克、钩藤10克、菊花10克、桑寄生15克、鳖甲

20克（先煎）、熟地黄15克、鱼腥草10克、龟板25克（先煎）、牡蛎15克（先煎）。

加减：尿少而血压较高者，加龙胆草15克；便秘者，加生大黄6克。

以上五种证型是慢性肾炎的常见证型。

中药治疗肾性高血压的效果虽不及西药那么迅速，但某些中成药在治疗方面仍有一定的优势，降压作用平稳，不良反应少，并且能较快地缓解患者的不适症状。特别是和西药降压药合用，可提高疗效，减少西药的不良反应。

慢性肾炎是一种慢性病，临床常用的中成药有六味地黄丸、杞菊地黄丸、知柏地黄丸、金匮肾气丸、五子衍宗丸、肾炎康复片、保肾康等几种，运用时根据患者症状和素体因素辨证选用。六味地黄丸适用于肝肾阴虚而无明显内热患者；知柏地黄丸养阴清热力量强，适用于阴虚火旺患者；杞菊地黄丸除有滋养肝肾的作用外，尚能清肝明目，对伴有双目干涩、头晕的患者较为适合；金匮肾气丸是在六味地黄丸的基础上加少量肉桂、附子，适用于肾气虚、肾阳虚的患者；五子衍宗丸具有补肾固精之功，适用于腰酸、夜尿多、肾气不固的患者；肾炎康复片适合于气阴两虚者。兼有瘀血者可用加服保肾康，或配合川芎嗪、丹参注射液静脉点滴。总之，慢性肾炎患者应该了解所用药物的特点，不可盲目滥用，最好在医生的指导下服用。

四、肾病综合征的中医治疗

肾病综合征并不是某一种肾病，各种肾病都可能导致综合征状的出现，这些症状包括：水肿、大量蛋白尿、血浆白蛋白浓度降低；有些患者还有高脂血症和高血压。慢性肾炎所致的水肿、蛋白尿也可参阅本节的方法。

（一）水肿的中医治疗

肾病综合征所出现的水肿，一般都较为严重，早期是头面水肿，渐渐地可波及阴囊（或阴唇）、腰腹、双侧下肢及至全身水肿，严重的还出现胸腔积水或腹腔积水。

1. 水肿的反复出现常见于以下几种情况：

（1）撤减激素过程中，病情反复，出现水肿，在临床上极常见。

（2）感染是肾病综合征常见的并发症，同时也是肾病综合征水肿反复的重要原因。

（3）对盐不加限制。

2. 中医治疗此种水肿可分为七种情况：

（1）宣肺利水法。主要症状：水肿主要以上半身水肿为主，起病较急，常常合并有胸闷咳嗽、咽喉肿痛、发热畏寒等症状。尿少而且颜色较黄；口中干燥，想饮水；舌淡红，苔薄白。

处方：生石膏 15 克、麻黄 5 克、白术 10 克、大腹皮 20 克、茯苓 30 克、桑白皮 15 克、陈皮 10 克、生姜 6 克。

如有高血压，则将上方麻黄换成浮萍 30 克。

（2）健脾利水法。主要症状：腰腹以下水肿明显，同时兼有腹胀、食欲不振或恶心、全身乏力、大便稀薄、排泄不畅等症状；舌淡苔白。

处方：生黄芪 20 克、党参 30 克、白术 20 克、茯苓 30 克、防己 10 克、陈皮 10 克、大腹皮 30 克、牛膝 10 克、车前子 30 克。

在服用上方后，水肿基本消退时，改用以下处方：

茯苓 30 克、白术 15 克、山药 10 克、扁豆 10 克、薏苡仁 20 克、莲子肉 10 克、党参 30 克、黄芪 20 克。

（3）温肾利水法。主要症状：全身发凉怕冷，四肢尤其凉而怕冷；面色苍白；尿少水肿，水肿一般比较严重，常伴有腹泻便稀、性欲低下或阳痿；腰部凉而酸痛；舌淡胖，苔白而带有水湿。

处方：白附片 10 克（先煎）、桂枝 10 克、生地黄 15 克、山药 15 克、山萸肉 15 克、丹皮 10 克、茯苓 30 克、泽泻 15 克、牛膝 10 克、车前子 30 克、桂圆肉 15 克、枸杞子 15 克。

（4）行气利水法。主要症状：周身水肿严重，胸腹胀满，喘促不能平卧，尿少，舌淡暗，苔白厚。

处方：猪苓 15 克、茯苓 30 克、泽泻 30 克、木香 6 克、陈皮 10 克、槟榔 6 克、白术 10 克、桑白皮 10 克、大腹皮 30 克、砂仁 5 克。

（5）活血利水法。主要症状：水肿而且面色灰暗、嘴唇青乌或肌肤有紫斑，并有腰部刺痛、舌紫暗或有瘀斑。

处方：桃仁 10 克、红花 6 克、生地黄 15 克、川芎 10 克、赤芍 15 克、当归 10 克、柴胡 6 克、枳壳 6 克、牛膝 10 克、茯苓 30 克、泽泻 10 克、白术 10 克、丹参 20 克、地龙 10 克、蜈蚣 1 条（焙干研末冲服）。

（6）养阴利水法。主要症状：水肿、尿少而色黄，兼有腰酸背痛、腿脚发软无力、头晕耳鸣、口干、五心烦热、失眠多梦等症状；舌红苔薄黄。

处方：知母 10 克、黄柏 6 克、生地黄 15 克、熟地黄 20 克、山药 10 克、山萸肉 10 克、丹皮 10 克、茯苓 30 克、泽泻 10 克、益母草 15 克、白茅根 30 克、龟板 30 克（先煎）。

（7）攻逐利水法。主要症状：水肿较重。在运用了以上各种治疗水肿的方法后，没有明显的效果时，可试用本方法。由于本法所用药物，力量较猛，需要在医生的指导下服用，而且不能久用，一旦见效就应停止使用，以免耗伤人体正气。

处方：防己 10 克、椒目 6 克、葶苈子 10 克、商陆 6 克、木通 10 克、泽泻 10 克、大腹皮 15 克、茯苓 30 克、车前子 15 克、生黄芪 15 克。

以上 7 个方法是中医治疗水肿症状的方法，读者可根据自己的症状来选择运用，唯有第七种方法要慎重，须在医生指导下服用。

因为水肿乃肾病之标，因此在水肿治愈后，仍应针对肾病之本，进行治疗。

（二）蛋白尿的中医治疗

蛋白尿是肾病综合征的最重要表现之一，同时各种肾病也都可能出现蛋白尿。

可分为以下四种治疗方法：

1. 健脾补肾法

主要症状：蛋白尿，兼有腰膝酸软、头晕耳鸣、全身疲惫乏力、口干欲饮水，常有水肿、大便不调、舌淡红、苔薄白。

处方：党参 30 克、生地黄 30 克、当归 10 克、陈皮 10 克、山药 10 克、杜仲 15 克、枸杞子 15 克、山萸肉 10 克、益母草 15 克、白茅根 15 克、白术 15 克、茯苓 30 克。

加减：如水肿较重者，将生地黄减为 10 克，加入白附片 10 克（先煎）、猪苓 10 克、泽泻 10 克。

如兼有畏寒肢冷者，加白附片 10 克（先煎）、仙茅 10 克、仙灵脾 10 克、龟板 30 克（先煎）。

2. 养阴清热法

主要症状：蛋白尿，兼见腰酸痛、五心烦热、失眠多梦、口干而黏、面颊潮红、尿少而黄、舌红无苔。

处方：知母 10 克、黄柏 6 克、山药 10 克、山萸肉 10 克、龟板 30 克（先煎）、鳖甲 30 克（先煎）、丹皮 10 克、茯苓 30 克、泽泻 10 克、女贞子 10 克、旱莲草 10 克、石苇 20 克、车前子 10 克。

加减：夜眠不安者，加远志 10 克、莲子心 5 克。有遗精症状者，加桑螵蛸 20 克、萆薢 10 克。水肿较重者，加益母草 15 克、白茅根 15 克、鱼腥草 10 克。

3.活血利湿法

主要症状：蛋白尿，常伴有腰部疼痛，疼痛的部位比较固定，或是腰部刺痛；面色黯黑、嘴唇发乌、舌质青紫或舌上有瘀斑、舌苔白。

处方：当归 10 克、赤芍 15 克、川芎 10 克、桃仁 10 克、红花 6 克、地龙 10 克、茯苓 20 克、白术 15 克、泽泻 10 克、生黄芪 15 克、牛膝 9 克、车前子 10 克、丹参 15 克、益母草 15 克、王不留行 10 克。

加减：腰有刺痛者，加蜈蚣 10 克（焙干研末冲服）。

4. 固肾收敛法

主要症状：主要表现为蛋白尿，一般伴有体质下降、全身乏力、夜尿多、尿色淡；腰部酸胀；有些患者伴有遗精；舌淡红、苔薄白。

处方：芡实 10 克、金樱子 10 克、益智仁 10 克、乌药 6 克、菟丝子 10 克、莲须 10 克、山药 15 克、升麻 3 克、杜仲 10 克、狗脊 10 克、龟板 30 克（先煎）、桑螵蛸 20 克。

加减：有遗精症状者，加黄精 20 克。

需要注意的是，以上四种治疗蛋白尿的方法，疗程一般比较长，服药半年乃至一两年者都不少见。必要时联合西药治疗。

治疗蛋白尿常用的中成药：目前认为对原发性肾病综合征蛋白尿有肯定疗效的中成药制剂有雷公藤片、雷公藤多苷片和昆明山海棠片，这些药物的有效率在50%左右，且不良反应较大，临床运用不多。此外还可根据病情配合使用六味地黄丸、知柏地黄丸、金匮肾气丸、补中益气丸、保肾康等，它们不良反应小，适宜于长期服用。

另外，肾病综合征虽然有水肿、蛋白尿、高脂血症以及血中蛋白浓度降低四种临床表现，但以解除前两个现象最为要紧，中医在治疗前两种症状的同时，一般都可以使后两个现象也得到治疗。

五、肾盂肾炎的辨证施治

肾盂肾炎有急性和慢性之分，急性肾盂肾炎的治疗，中西药皆有良好的效果。急性肾盂肾炎久治不愈或是反复发作，迁延一年以上，就可转为慢性肾盂肾炎。慢性肾盂肾炎久治不愈会逐渐演变成慢性肾功能不全肾盂肾炎的中医病名谓之"淋证"，古人把淋证分为石、劳、气、血、膏、寒、热7种，而以"诸淋"统之。

（一）急性肾盂肾炎

急性肾盂肾炎的中医治疗一般分为以下三型：

1. 膀胱湿热型

主要症状：小便频繁，次数增多，但每次尿量并不多；尿意急迫；排尿时尿道刺痛，淋漓不爽；小腹胀痛，腰部疼痛，可能是一侧腰痛，也可能是两侧腰痛；常伴有发热、恶寒、舌质红、舌苔黄厚或白厚。本证可见于急性肾盂肾炎或膀胱炎。

基本处方：金钱草12克、白茅根15克、车前子30克、滑石15克、栀子10克、甘草梢10克、木通10克、柴胡10克、五味子 15 克、黄柏 10 克、鱼腥草 10 克。

加减：发热较重者，加金银花 20 克。尿血者，加大、小蓟各 15 克、生地黄 15 克。大便干燥者，加生大黄 9 克（后下）。小便疼痛者，加白芍 15 克。尿混浊不清者，加草薢 15 克。

2. 肝胆郁热型

主要症状：尿意急迫，次数增多，排尿不爽，排尿时尿道疼痛；腰痛明显，常伴胁肋疼痛；忽寒忽热；口中发苦，心中烦躁不安；恶心；舌红，苔黄腻。

基本处方：柴胡 10 克、黄芩 12 克、栀子 12 克、龙胆草 10 克、生地黄 15 克、泽泻 10 克、车前子 15 克、甘草梢 10 克、五味子 10 克、黄柏 10 克。

加减：呕吐者，加半夏 6 克、生姜 3 片。小腹痛者，加白芍 15 克。尿血者，加大小蓟各 15 克、白茅根 15 克。胁肋痛者，加川楝子 3 克。

3. 胃肠湿热型

主要症状：小便淋漓不爽，小便时尿道疼痛；身体一般会发热；口干舌燥，口中有臭味；大便干燥；舌红，苔黄。

基本处方：生地黄 30 克、木通 10 克、甘草梢 10 克、竹叶 10 克、生大黄 10 克（后下）、柴胡 10 克、黄芩 10 克、五味子 12 克、车前草 20 克。

加减：腹痛加白芍 15 克。腰痛者，加桑寄生 15 克、薏苡仁 30 克。

（二）慢性肾盂肾炎

慢性肾盂肾炎是由急性肾盂肾炎久治不愈或反复发作转变而来，病程较长，治疗也较为困难。

中医一般把慢性肾盂肾炎分为两型加以治疗：

1. 阳虚型

主要症状：肾盂肾炎久治不愈，体质虚弱，排尿无力，尿后余淋不尽，涓涓下滴；长期腰部酸痛，下肢无力；精神困倦，疲劳乏力；饮食不振；夜尿增多；面色苍白，舌淡苔白。

处方：肉桂 6 克、白附片 10 克（先煎）、熟地黄 12 克、山药 12 克、丹皮 10 克、泽泻 3 克、茯苓 15 克、山萸肉 15 克、黄芪 30 克、白芍 15 克、炙甘草 10 克、枸杞子 15 克、益智仁 10 克、肉苁蓉 10 克。

2. 阴虚型

主要症状：形体较瘦，面色暗红无光；五心烦热，腰酸痛；手足心发热；失眠多梦；口中发干；男子常伴有遗精；舌红无苔。

处方：龟板 30 克（先煎）、鳖甲 30 克（先煎）、熟地黄 15 克、山萸肉 15 克、黄精 15 克、桑寄生 15 克、泽泻 10 克、丹皮 10 克、茯苓 10 克、麦冬 10 克、天冬 10 克、白芍 15 克、地龙 10 克、丹参 10 克。

下面为常用有效的抗肾盂肾炎的中药：

在辨证施治的基础上，我们也常配合选用一些经现代药理证明确有抗菌抑菌作用的中药。这些中药一般多同时具有清热利湿的功效。

（1）柴胡：对大肠杆菌有抑制作用，并对尿感发热者有较好的解热功效。

（2）泽泻：对金黄色葡萄球菌、大肠杆菌均有抑制作用。

（3）黄芩：对大肠杆菌、绿脓杆菌有抑制作用。

（4）紫花地丁：对大肠杆菌、绿脓杆菌均有抑制作用。

除上述药物外，我们在临床上常选用以下几种有较好的清热利水通淋作用的药物：

爱 心 提 示

急性肾盂肾炎在治疗时，应多饮白开水，多吃水果蔬菜，有助于病情的康复。

（1）车前子或车前草：甘寒利水而不伤阴。

（2）滑石：为治疗湿热淋证的常用药，常与通草配对使用。

（3）通草：能利水通淋，导热下行，常与滑石、竹叶配用。

（4）萹蓄：能清下焦湿热，利水通淋，常与瞿麦、滑石配用。

（5）黄柏：为苦寒的燥湿药。适用于下焦湿热，常与知母配对使用。

（6）石韦：为甘寒的利水药，效果较快较好。

另外，在慢性肾盂肾炎急性发作时，应按前文所介绍的治疗急性肾盂肾炎的方法治疗，在急性期过后，仍按慢性肾盂肾炎的方法治疗。在急、慢性肾盂肾炎治疗的同时，可配合以西药抗生素的治疗，效果会更佳。

六、慢性肾功能不全的辨证施治

凡是已被诊断出慢性肾功能不全的患者，在明确诊断后如能立即进行有效的中医治疗，可以保护肾功能不受进一步的伤害，并能延迟或避免尿毒症的发生。

已明确诊断的慢性肾功能不全患者，可根据具体症状，选择以下方法进行治疗：

1. 益气养阴法

主要症状：全身乏力、腰酸膝软、手足心热，稍微活动则气喘吁吁；口干而饮水不多；面色萎黄或苍白；腹胀、大便稀而不成形；舌淡而湿、苔薄白。

处方：党参 30 克、黄芪 30 克、生地 30 克、山药 10 克、山萸肉 10 克、丹皮 10 克、茯苓 30 克、泽泻 10 克、麦冬 12 克、五味子 10 克、陈皮 9 克、砂仁 3 克。

加减：恶心呕吐者，加竹茹 10 克、生姜 10 克。食后胃胀闷，舌苔厚腻者，加焦山楂 10 克、鸡内金 3 克。

2. 滋养肝肾法

主要症状：头晕耳鸣，头痛，睡眠不安，心情烦躁；腰酸痛，手足心发热；口中感到有异味；舌淡苔薄黄；一般有血压升高现象。

处方：枸杞子 10 克、菊花 15 克、熟地黄 30 克、山药 10 克、山萸肉 10 克、丹皮 10 克、茯苓 20 克、泽泻 10 克、当归 10 克、赤芍 10 克、龟板 30 克（先煎）、鳖甲 30 克（先煎）。

加减：血压升高者，加龙胆草 10 克。

3. 清热化湿法

主要症状：胸腹胀闷，呕吐，咳黄痰，口苦口黏，口中有尿味，大便干或黏滞不爽，舌淡苔黄。

处方：黄连 6 克、陈皮 12 克、制半夏 6 克、茯苓 20 克、枳实 10 克、竹茹 15 克、苏叶 10 克、生大黄 6 克（后下）、生姜 3 片。

加减：尿少者，加甘草梢 10 克、滑石 10 克。

4. 养血祛风法

主要症状：皮肤干燥，脱皮屑，搔痒难禁，皮肤上遍布抓痕；心烦，失眠，面色苍白；舌淡苔白。

处方：生地黄 15 克、赤芍 15 克、白芍 15 克、当归 10 克、荆芥 10 克、川芎 10 克、丹参 10 克、黄芪 20 克、防风 6 克、何首乌 25 克、白蒺藜 10 克、白藓皮 15 克、地肤子 10 克。

加减：尿少者，加甘草梢 10 克。

5. 利水祛湿法

主要症状：下肢或全身水肿，胸闷腹胀，尿少；常伴恶心呕吐，咳吐稀薄白色痰沫，心悸，舌淡苔白。

处方：葶苈子 10 克、大枣 10 枚、桂枝 10 克、茯苓 30 克、白术 15 克、麦冬 10 克、五味子 10 克、车前子 20 克、牛膝 10 克。

加减：呕吐者，加制半夏 10 克、生姜 3 片。

6. 通腑泄浊法

主要症状：尿少或无尿，每日排尿量不足 1000 毫升或在 500 毫升以下，恶心呕吐，胸闷憋气，腹胀，食欲不振，大便少，舌淡苔厚腻。

处方：白附片 10 克（先煎）、干姜 3 克、党参 20 克、甘草 6 克、茯苓 20 克、法半夏 10 克、枳实 10 克、生姜 6 克、生大黄 10 克（后下）。

加减：胃口不佳者，加香附 10 克、砂仁 10 克、蚕矢 10 克（包煎）。

以上六种方法，是中医治疗慢性肾功能不全的主要方法，尤其适合于那些尚未发展到尿毒症期的患者。

人参在慢性肾衰中应用较广，也可称之为一味专药，它用于以下几个方面。

（1）益气补虚。用于肾衰患者体质虚弱的，对临床表现为神疲嗜睡、乏力身倦、少气懒言、舌淡胖、边有齿痕、脉虚弱等气虚之症者，可首选人参作为益气补虚之用。若证属气阴两虚，其中偏于气虚或气阴两虚并重者可用人参 10~12 克另煎兑入药液中服用；若偏于阴虚者，人参量宜小，一般 3~6 克，或选西洋参养阴益气，方法亦是另煎兑入药液中。慢性肾衰患者后期波及于心而出现心悸、怔忡、气短，可用人参配麦冬、五味子。

（2）益气生血：肾衰患者每现血虚之症，如面色萎黄无光泽，眼睑及唇甲苍白，心悸气短，头目眩晕，舌淡脉细等。在补血剂中常配伍人参以益气生血，且宜常服。

（3）固脱救急：人参大补元气，可挽救气脱危证。当尿毒症终末期患者卒然出现虚脱，汗出，脉微欲绝证之时，可以大剂人参 15~30 克煎汤顿服。

（4）益气解表：慢性肾衰患者肾气衰肺气不固，易受外邪侵袭。若一味发汗，不但气虚鼓动无力，且一强发其汗必更伤阳气。所以凡遇气虚感受外邪，当益气以促使邪外出，益气不为补虚，实为祛邪之用。

近代研究证实人参的有效成分主要是人参皂甙。

如果已进入尿毒症期，则必须进行透析疗法。在透析疗法的同时，根据症状的不同，仍可按照以上方法进行治疗。

第四节　中药治疗肾病时患者应该注意的一些问题

中医治疗肾病具有一定的规律，但在治疗过程中对肾病患者有一些生活上的要求，这是患者在利用中医治疗时，需要注意的。

一、中医治疗时，可以配合西医治疗

肾病患者如能同时服用中药和西药，疗效会高于运用单一的治疗，不过西药和中药需要相互配合。也就是说，某种肾病，该吃某种中药以及某种西药，是有一定规律的，而不是机械地把西

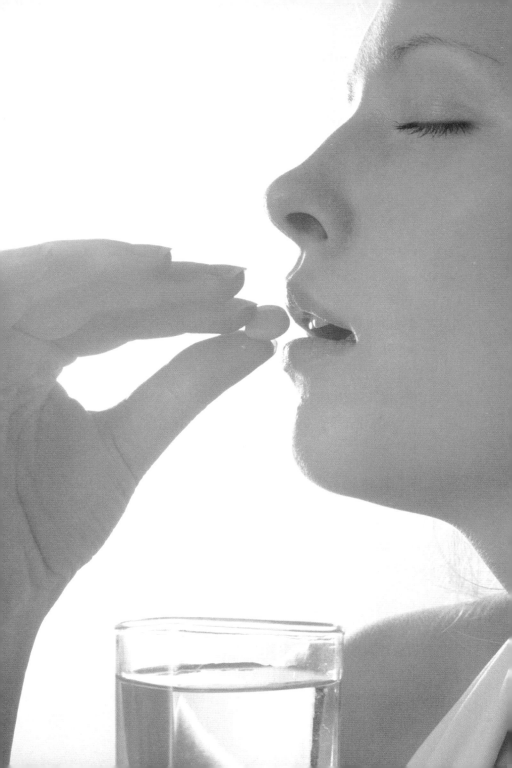

药和中药生搬硬套在一起。例如，激素按中医理论来说，属于壮阳性质的药物，刚开始服用激素的患者，可以配合服用养阴清热的中药，如生地、白芍、熟地、龟板等。慢性肾衰的患者大多体力较差，经常觉得身体疲乏，如果我们在西药的基础上加以健脾益肾的汤药，会使患者体力明显恢复，提高生活质量。而肾性贫血的患者在使用促红素的基础上配合养血补血的汤剂，那么治疗会更加有效。

二、中药治疗时，同样需要以饮食来配合

在运用中药治疗肾病时，对患者的饮食也有要求，中医对患者饮食的要求既包含了西医的所有要求，如低盐、低蛋白饮食等，又包括一些在服用中药时的特殊要求。这些要求是：

1. 吃中药时，忌饮茶。

2. 针对低蛋白、优质蛋白的饮食要求，可以选择一些既为中药，又符合上述要求的食品：例如，鳖鱼、乌龟等。

3. 服用中药也需要按时按量。

4. 中药疗效的获得，既需要辨证论治的正确，也需要中药的品质保证。

第五节　常用以治疗肾病的单方、验方

然而，我们在临床工作中也确实发现，有些患者经中西医长期治疗后，收效甚微，却往往因为服用了一些单、验方而取得很好的疗效，对于这个问题，我们也进行了思考。认为，单方、验方之所以对患者有效，一方面是因为单方、验方多为前人用药经

验的总结，是经过许多年、许多人试用后而确定的，因而具有治疗的效果；另一方面，也是因为患者在无意之中选择了正确的单、验方。为什么这么说呢？从根本上讲，单方、验方也需要辨证施治，某一单方对某些患者有效，正是因为这个单方或验方对上了患者的情况，而这个方子对另一些人无疗效，则是因为这个方子与患者的情况不对号。所以说，有些患者在无意之中选择对了方子，因而取得疗效。

作为医务工作者，应该减少这种选择上的盲目性，增加选择单方、验方。

一、什么是单方、验方

单方、验方的药物组成是固定的，不会因为患者不一样而加一味药或减一味药。

单方、验方大多是前人经多年实践而摸索出的方子。

二、常用以治疗各种肾病症状的单方、验方

单方、验方大多是针对某一症状的，就肾病而言，常用的有治疗水肿、多尿、血尿、蛋白尿、高血压等症状的单方、验方，患者可根据自己的主要症状，选择服用一些单验方。

（一）用以利尿消水肿的单方、验方

1. 玉米须 60 克。

服法：煎水代茶饮。

适应证：一切肾病所致水肿，尤其适用于儿童急性肾炎所致的少尿、水肿。

2. 益母草 60~120 克。

服法：煎水代茶饮。

适应证：急慢性肾炎所致水肿，女性患者尤为适宜。

3. 白茅根 30 克、夏枯草 15 克、益母草 30 克。

服法：水煎服，一日 1 剂，一日服 3 次。

适应证：一切水肿皆可，尤适于兼有高血压症状者。

4. 金钱草、车前草各 30 克。

服法：水煎服，一日 1 剂，一日服 3 次。

适应证：尿少及尿道结石所致水肿。

5. 珍珠草 10 克、白花蛇舌草 10 克、紫珠草 15 克、石苇 30 克。

服法：水煎服，一日 1 剂，一日服 3 次。

适应证：适宜于急性肾炎伴有发热、感染等症状的水肿。

6. 牵牛子 1 克、车前子 10 克、牛蒡子 10 克。

服法：将上药研磨成粉末，每日服 2 剂，每日服 2 次。

适应证：水肿严重，或是有腹水者。

7. 玉米须、西瓜皮、赤小豆、冬瓜皮各 10 克。

服法：水煎代茶饮。

适应证：周身水肿，兼有大便稀溏者。

8. 椒目 60 克、车前子 30 克、葶苈子 30 克。

服法：将上药研成粉末，和入大枣肉，做成药丸。每次服 3~6 克，一日服 2 次。

适应证：水肿严重，兼有胸腔积水或气喘者。

（二）用以治疗血尿的单、验方

1. 琥珀粉 3 克、三七粉 3 克。

服法：每日 1 剂，分 2 次冲服。

适应证：一切血尿以及显微镜下血尿。

2. 藕节 50 克。

服法：水煎服，或炒成碳后，研成粉末服用。

适应证：一切血尿。

3. 马鞭草 30~60 克、生地榆 30 克、红枣 5 枚。

服法：水煎代茶饮。

适应证：急、慢性肾炎所致血尿。

4. 大蓟、小蓟各 30 克。

服法：上药若是干品，可用水煎代茶饮；若为新鲜草药，可连根带叶，清水洗净后，放碗中捣烂，榨取药汁，用小火煮沸，加糖服用。

适应证：一切肉眼血尿皆可治疗。

(三) 用以治疗蛋白尿的单验方

1. 花生米 50 克。

服法：将花生米连衣用白水煮熟，早晚嚼服，每次吃一半。

适应证：慢性肾炎及肾病综合征所致的蛋白尿，但有慢性肾功能不全者，不要服用。

2. 益母草 30~60 克。

服法：水煎代茶饮

适应证：蛋白尿兼有水肿者。

3. 小叶石苇 30~60 克。

服法：水煎代茶饮

适应证：蛋白尿兼有尿路感染者。

4. 芡实 30 克、白术 12 克、茯苓 12 克、山药 15 克、菟丝子 24 克、金樱子 24 克、黄精 24 克、百合 18 克、枇杷叶 10 克、党参 10 克。

服法：水煎服。一日 1 剂，分 3 次服用。

适应证：一切慢性肾病久治不愈所致的蛋白尿。

5. 芡实 30 克、白果 15 克、糯米 30 克。

服法：煮粥食之，可长年服用。

适应证：一切蛋白尿。

（四）治疗多尿、夜尿过多及尿失禁的单方、验方

1. 鹿角霜 100 克。

服法：将鹿角霜研成粉末。每次服 10 克，一日服 2 次。

适应证：年老体弱的夜尿过多者。

2. 胡桃：多少不拘。

服法：水煮或生嚼，作为零食用。

适应证：多尿及面色苍白者。

3. 补骨脂 300 克、茴香 300 克。

服法：以上两药研成碎末，兑入适量黄酒，做成药丸服用。

适应证：治疗小便多而无度，夜尿过多，腰酸背痛者。

以上介绍了治疗肾病常见症状的单方、验方，读者可根据自己的症状，选用一两种进行治疗，需要注意的是，一旦症状消除，就不要再继续服用。

第六节　中药、西药合用治疗肾病及注意事项

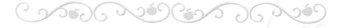

中西药合用以治疗肾病，目前已成为肾病治疗中的主流方向，这是因为中西药合用的疗效，确实是单用西药或单用中药所不可同日而语的，尤其对于一些难治性的肾病，如慢性肾炎、肾病综合征、慢性肾功能不全等，中西药合用的疗效尤其突出。

一、中西药合用的可能性

中医根据西药可治的一些症状，可以把西药的性质按照中医的理论总结出来是中西药合用的关键之所在。

根据西药的性质选择一些既能抑制西药过猛的药性，又能促进西药疗效的中药与西药进行配伍，这样可以使西药的疗效得到尽可能地发挥，而同时又减少西药的毒副作用，可谓是两全齐美的办法。

二、中西药合用治疗肾病的规律

由于肾病的种类繁多，因而在各种肾病的治疗中，中西药合用时也有不同的规律。

（一）在开始大剂量使用激素的8周时间里，配以滋阴降火的中药

急性肾盂肾炎在注射青霉素进行治疗，同时中药处方：

瞿麦12克、扁蓄15克、车前子15克、滑石15克、栀子10克、甘草梢10克、木通8克、柴胡10克、五味子10克、黄柏10克。

本节所要讨论的中西药合用规律，主要是指慢性肾病的治疗，尤其是激素和中药合用的问题。

激素和中药有机的结合，主要是按照使用激素的不同阶段，配以不同的中药：

在大剂量使用激素的阶段，患者一般会出现多个系统功能紊乱的不良反应，患者表现为肥胖、脸变圆月形、体重增加、皮肤出现痤疮、多毛、高血压等。按照中医理论，出现这些症状，是由于肾阳上亢所致，进而推断出激素是属于壮肾阳的药物，因而在大剂量使用激素的6~8周时间里，应配合服用滋阴降火的中药。

基本处方：知母 15 克、黄柏 10 克、熟地黄 15 克、生地黄 20 克、山药 20 克、丹皮 10 克、茯苓 20 克、山萸肉 15 克、泽泻 10 克、麦冬 10 克、菊花 10 克、金银花 10 克。

在大剂量服用激素的阶段，应配合服用以上中药，一日 1 剂。

同时，还可根据症状的不同，进行一些加减：

1. 面部出现痤疮者，可加竹叶 15 克、车前草 10 克。

2. 大便干燥、秘而不通者，加生大黄 6 克（后下）。便秘消除后，去掉大黄，仍服基本处方。

3. 失眠多梦，烦躁不安者，加龟板 30 克（先煎），鳖甲 30 克（先煎）、地骨皮 15 克、磁石 25 克（先煎）。

4. 用激素时，如易患感冒、抵抗力下降可加入黄芪 15 克。

5. 大剂量使用激素的后期，若各种不良反应减弱或消退，可以把基本处方的金银花和杭菊花去掉。

大剂量使用激素的阶段，每日都要服用以上基本处方 1 剂。

（二）在激素减量阶段，应配合以补气壮阳的中药

基本处方：白附片 10 克（先煎）、枸杞子 15 克、杜仲 15 克、熟地黄 15 克、桑寄生 15 克、何首乌 20 克、肉桂 6 克、黄芪 20 克、龟板 30 克（先煎）、山萸肉 15 克、山药 15 克、白术 20 克、茯苓 10 克、泽泻 10 克。

在以上基本处方的基础上，还可根据不同的症状，对药味进行加减：

1. 如全身畏寒怕冷症状严重，出现夜尿过多、阳痿、四肢发凉症状者，可加用鹿茸 1 克。

2. 若出现皮肤痤疮，咽喉肿痛，则应把基本方中的肉桂去掉，加入知母 10 克、黄柏 6 克。

这一阶段的患者应配合服用补肾健脾的中药：

基本处方：山药 15 克、白术 20 克、茯苓 15 克、熟地黄 15 克、丹皮 10 克、山萸肉 15 克、泽泻 6 克、党参 15 克、黄芪 15 克、枸杞子 10 克、陈皮 9 克、桑寄生 15 克。

同样，根据症状的不同，可以加减一些中药：

1. 如有面部痤疮，小便黄赤者，加白茅根 15 克、淡竹叶 15 克。

2. 有腹泻者，加淡竹叶 15 克、车前草 15 克。

3. 有全身乏力严重，动则气喘吁吁者，加冬虫夏草 10 克。

4. 有恶心呕吐症状者，加砂仁 3 克、生姜 6 克、制半夏 6 克。

停用激素后，患者一般会出现面色苍白、全身疲惫无力、四肢发凉、畏寒怕冷等症状。此时，必须服用补肾壮阳力量较强的中药。

基本处方：仙茅 15 克、仙灵脾 15 克、白附片 10 克（先煎）、冬虫夏草 15 克、补骨脂 15 克、菟丝子 10 克、益智仁 10 克、黄芪 15 克、五味子 10 克、龟板 30 克（先煎）、熟地 20 克、白芍 15 克、党参 10 克。

在停用激素后，需服用此基本方一个月以上，一日 1 剂。

服用此方一个月之后，可以去药店购买两种中成药：金匮肾气丸和健脾丸，作为今后长期服用的药物。

第七节　外用中药治疗肾病的方法

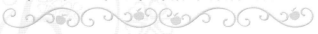

利用中药在体外对肾病进行治疗，具有很多优点：

1. 方法简便，易学易懂易会。

2. 使用安全，没有毒副作用。

3. 外用中药可长年使用，作用持久。

4. 奏效快，疗效较高。

5. 针对性强。

一、水肿的外治法

处方一：甘遂、牵牛子各 10 克。

用法：将以上两药置沙锅中炒热，研成粉末，填入肚脐中，以医用脐布封住，不时地用热水袋熨之，每天换药 1 次，见效后，即勿再用。

适应证：水肿严重者皆可用。

处方二：丁香 10 克、肉桂 10 克、细辛 10 克、白芥子 20 克。

用法：将以上四味药研碎成药末，加入细盐少许，放入密封容器内保存备用。用时取药末适量，调入黄酒少许，用纱布包起来敷于脐上，以胶布固定。一日 1 换，7 次为一疗程。

适应证：适于全身水肿，兼有面色苍白、身体困倦乏力、精神疲惫及畏寒怕冷、四肢发凉的肾病患者。

处方三：苍术 9 克、厚朴 7 克、陈皮 10 克、甘草 9 克、白术 9 克、泽泻 10 克、猪苓 12 克、茯苓 12 克。

用法：以上药物研碎成末，炒热，用布包好，缝成袋状，每于坐下或卧床休息时，置于小腹之上，加一热水袋熨之。随时可用，每 10 天换药 1 次。

适应证：水肿、尿少，兼有食欲不振、大便溏薄、恶心呕吐者。

处方四：大戟、芫花、甘遂、海藻等分。

用法：将以上药物同醋一起炒干，研磨成为极细的药末，兑入黄酒调成药膏。每次取少量药膏敷于脐中，外覆以纱布，胶布固定。每日换药1次。

适应证：一切水肿。

二、尿血外治法

处方一：新鲜旱莲草一握、生小蓟汁适量。

用法：将旱莲草捣烂成泥状，掺入面粉少量一同调匀，再兑入小蓟汁，共同调制成药膏状。用时取药膏适量敷于脐上，盖上纱布，以胶布固定。每天换药1~2次，至血尿消失时为止。

适应证：肾炎尿血日久，小便色淡红，排尿时有微微的涩痛感。口干、舌红。

处方二：莴苣菜一握、黄柏100克。

用法：将莴苣菜拭去泥土，不用水洗，和黄柏混合，捣烂成膏备用。用时取药膏少许，敷于脐上，用胶布固定。每日换药1次，10次为一疗程。

适应证：急性肾炎所致的尿血。

处方三：文蛤、乌梅等分。

用法：将上两味药一同捣碎成粉末，兑入黄酒调成膏状，置于脐中，外以纱布盖住，用胶布固定。每日换药一次，直至痊愈为止。

适应证：一切尿血日久，久治未愈者。尤其适合面色苍白无华、精神困倦疲劳、胃口不佳、气虚懒言的患者。

处方四：玉米须15克、生浮萍1握。

用法：将上两味药绞成碎末，敷于脐中，以胶布固定。一日一换，直至尿血消失为止。

适应证：急性肾炎、急性肾盂肾炎所致尿血，尤适宜于儿童患者。

处方五：大蓟、小蓟各 10 克。

用法：将两味药研成细末，敷于脐中，外以胶布固定，一日一换。如果能配合上两药煎煮取汁内服，疗效更佳。

适应证：一切尿血症，以及显微镜下尿血的慢性肾病患者。

三、蛋白尿的外治法

处方一：新花生米 10 枚、鲜茅根 10 克、玉米须 10 克、蒲公英 10 克。

用法：将以上药物捣烂，每次取少许敷于脐中，外以胶布固定，每天换药 1 次。

适应证：尿液检查发现蛋白及少量红细胞的患者，可长期应用。

处方二：党参 10 克、黄芪 10 克、白术 10 克、茯苓 15 克、炙甘草 10 克、黄连 6 克、炮姜 6 克、当归 10 克、丹参 10 克、生地榆 30 克、马鞭草 30 克、桑葚子 30 克、大枣 4 枚。

用法：将以上药物研碎成粉末，备用。用时取少许填于脐中，用胶布封住。每日换药 1 次，15 次为一个疗程。

适应证：长期蛋白尿一直未能治愈者，坚持用本方治疗，可获良效。

处方三：地锦草 50 克、小蓟 25 克、血余炭 15 克。

用法：将以上三味药研成碎末，每次取少许填入脐中，用胶布固定，一日换药 1 次。

适应证：顽固性蛋白尿，久治不愈者。对血尿亦有良效。

处方四：益母草 50 克、精细食盐 10 克。

用法：先将益母草研成碎末，再

把精细的食盐与其混匀，每次取少许填入脐中，用胶布封住。每日换药 1 次，10 天为一疗程。

适应证：急慢性肾炎所致的蛋白尿。

四、尿毒症患者便秘外治法

尿毒症患者大便干结的情况较腹泻更为常见，有的甚至数日大便不下，随之恶心呕吐，口中尿味诸症加重。中药保留灌肠就是利用肠道导泻，增加尿毒症毒素的排泄；它是非透析治疗的重要途径之一。

通过中药保留灌肠后，患者血尿素氮水平均下降，患者症状也随之改善，主要因为灌肠后粪氮排出量增加之故。一般常用药物有生大黄、龙骨、牡蛎、蒲公英、附子、地榆等，煎成汤剂取药液适量，保留灌肠，1 日 1 次或隔日 1 次。

本节介绍的主要把中药放置于脐中，是因为人的肚脐，与肾脏的关系最为密切。肚脐称为"神阙穴"，"神"是指人的生命力，"阙"是指君主居住的宫阙；脐与肾脏有着天生息息相关的联系。故本节所选的外用中药处方，都是以脐疗为主。读者可根据自己症状的不同，选择不同的处方进行自我调治，持之以恒，必见疗效。尤其是一些久治不愈的肾病患者，如能在内服药的同时，配合以中药外治，往往有意料之外的奇效。

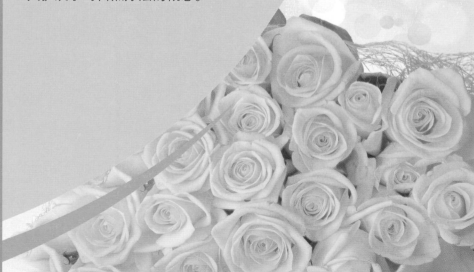

第四章 肾病的其他疗法

随着中国改革开放的不断深入，西方医学界十分惊异地发现，中国人几千年来用以治疗保健的中医学，竟然完全符合自然疗法的要求。像中医使用的针灸、气功、推拿，都是完全不借助于药物而治疗疾病的。而即使使用中药治病，西方医学界也视之为自然疗法，因为中药都是由自然界天然的植物、动物、矿物而来，并非是化学合成品。加上中医的确卓疗效，使得西方医学界大大扩展了对自然疗法的概念。

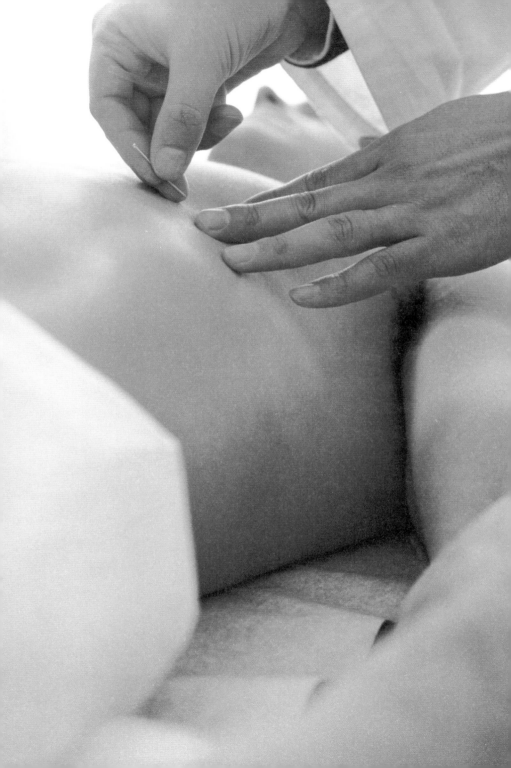

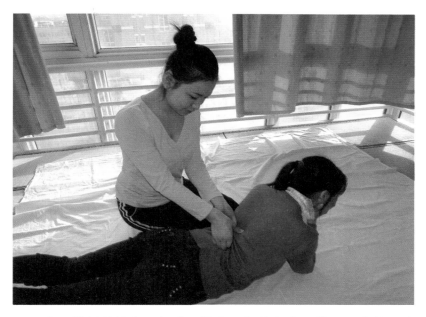

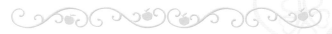

中医使用的针灸、气功、推拿，都是完全不借助于药物而治疗疾病的。

购买一幅针灸穴位图，挂在自己的房间中，读者可以根据本文的内容，对照图谱进行自我治疗与康复。并根据本书所提供的穴位，找出其位置进行自我治疗。

第一节 自然疗法的概念及对肾病的疗效

一、自然疗法是没有任何毒副作用的疗法

自然疗法，像日光疗法、音乐疗法、运动疗法等流行于世界。中医疗法的内容，都属于自然疗法。

由于中医的药膳、针灸、穴位按摩、经络锻炼以及气功疗法，

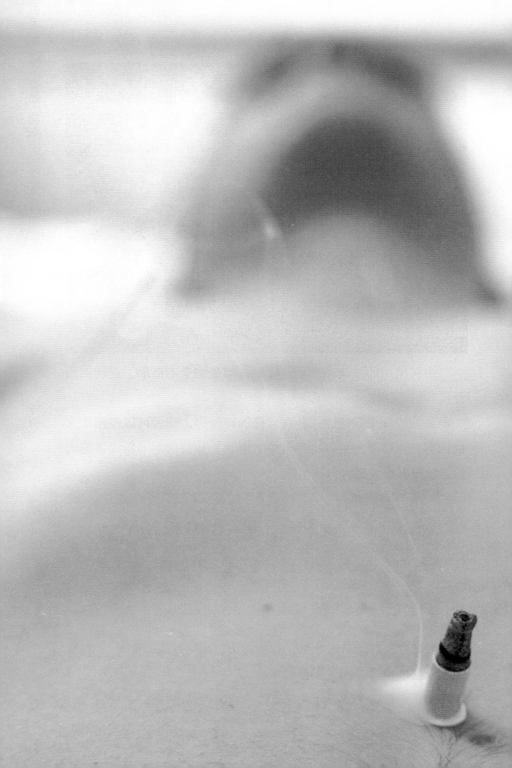

不仅疗效好，而且具有丰富的理论基础，因此本书主要介绍这几种自然疗法。

二、自然疗法是肾病患者康复的重要方法

自然疗法对于肾病患者来说因为不需要服食药品，所以不会产生不良反应，同时自然疗法对肾病的治疗，效果十分突出。尤其需要注意的是，自然疗法一般是通过激发人体自身的潜能，以修复受损的肾脏，这对于调整患者身体内部环境的失衡，是任何药物都难以企及的。

三、自然疗法在肾病治疗时应注意的事项

药膳、针灸、推拿、气功、穴位以及经络等疗法，也需要注意一些问题。

首先，要掌握各种疗法的内涵，了解各种疗法的适应证。

其次，自然疗法不借助于药物，它是激发人体的自愈能力来治疗疾病，因此其疗效的获得，并不是进行一两次治疗就能达到的，而应长年坚持，持之以恒，日久自然显现其功效。

最后需要了解的是，自然疗法既可用以治疗，也可用以强身，也不会有任何危害，反而可以延年益寿，所以即使在肾病痊愈后，也还应继续坚持这些自然疗法。

第二节 药膳疗法

根据中医及西医对各种肾病的认识，选取了治疗各种肾病的药膳。

一、急性肾炎的药膳治疗

（一）急性肾炎早期可选用的药膳

由于急性肾炎早期应进食低盐、低蛋白及高维生素饮食，因此治疗所用的药膳也应符合这一要求。

1. 少尿、水肿常用药膳及制作方法

（1）五神汤（《惠直堂经验方》）

材料：荆芥 6~10 克、苏叶 6~10 克、茶叶 3 克、生姜 6~10 克、红糖 10 克。

适应证：急性肾炎初始阶段，症状主要表现为眼睑水肿、发热、恶寒、咽喉肿痛等。

（2）发汗豆豉粥（《太平圣惠方》）

材料：淡豆豉 15 克~20 克、荆芥 3~6 克、麻黄 1~2 克、葛根 20~30 克、山栀子 3 克、生石膏末 30 克、生姜 3 片、葱白 2 茎、粳米 100 克。

适应证：急性肾炎初始阶段，症状主要表现为眼睑水肿、发热、恶寒、咽喉肿痛等。若服后汗出热退，水肿消失，即可停止服用。

（3）神仙粥（《食物疗病常识》）

材料：生姜 3~5 克、连须葱白 5~7 茎、糯米 50~100 克、米醋 10~15 毫升。

适应证：急性肾炎初期阶段，发热、怕冷，并有眼睑水肿，咽喉肿痛的患者。此粥要乘热服用，服后最好盖被静卧，避免再受风寒。

（4）竹叶粥（《老老恒言》）

材料：鲜竹叶 30~34 克（或干品 15~30 克，或淡竹叶 30~

60 克）、生石膏 15~30 克、粳米 50~100 克、沙糖少许。

适应证：急性肾炎初起，尿少、水肿之症，兼有舌上生疮、咽喉肿痛者，更为适合。

（5）五皮粥

材料：生姜皮、桑白皮、大腹皮、茯苓皮各 30 克、粳米 50 克。

适应证：适于急性肾炎初起，水肿、尿少症状严重者。

2. 血尿常用药膳及制作方法

（1）大、小蓟饮

材料：大、小蓟各 100 克

适应证：急性肾炎早期，尿色呈血色者。

（2）二鲜饮（《医学衷中参西录》）

材料：鲜藕 120 克、鲜茅根 120 克。

适应证：急性肾炎早期，尿血症状严重，并兼有尿少、水肿症状者。

（3）马齿苋车前汤

材料：新鲜马齿苋 60~120 克、车前草 30 克。

适应证：急性肾炎早期，水肿、尿少、尿血症状，都适宜服用。

以上所选的几种药膳，大都为粥、饮之类，这是根据急性肾炎早期病情的特点所决定的。

另外，在日常饮食中，主食宜以米饭为主，副食应以富含维生素的蔬菜为主，尽量少吃鱼、肉及豆类食品，这一点是急性肾炎早期需要坚持的饮食原则。

（二）急性肾炎中后期可选用的药膳

一般来说，急性肾炎患者，经 2~4 周的正确治疗之后，少尿、水肿、尿血的症状一般都已基本消失，此时主要应注意饮食的清淡之外，还应注意饮食的富有营养，酌情选用一些莲子、大枣、鱼类等优质营养食品，使性味适宜，食之可口，易于吸收，以利于调养脾胃，增强体质，早日恢复健康。

患者可以根据病情的不同，各种症状消失的程度，选取以下药膳进行调理。

1. 赤小豆炖鲤鱼

材料：赤小豆 90 克、鲤鱼 300 克、生姜 6 片。

适应证：适于急性肾炎中后期，水肿不甚但没有完全消退者。

2. 鲤鱼汤（《饮膳正要》）

材料：荜茇 5 克、鲜鲤鱼 300 克、生姜、芫荽、料酒、葱、醋各适量。

适应证：急性肾炎中后期仍有水肿症状，且身体较为虚弱者。

3. 芡实炖老鸭（《饮食疗法》）

材料：芡实 100~120 克、老鸭 1 只。

适应证：急性肾炎迁延至半年尚未痊愈，并有水肿、腰痛及遗精症状者。

4. 附子粥（《太平圣惠方》）

材料：制附片 3~5 克、干姜 1~3 克、粳米 50~100 克。

适应证：急性肾炎长期不愈，面浮身肿，腰部以下水肿更甚，按之凹陷不易恢复；腰部酸痛、尿量减少、畏寒肢冷、精神困倦者。

5. 加味山药粥

材料：山药 60~100 克、茯苓 30 克、小蓟 10~15 克、粳米 100 克。

适应证：急性肾炎中后期，下肢及腹部水肿，并有显微镜下血尿的症状。食欲不振者服之更佳。

以上五种药膳，是急性肾炎中后期常用的调理药膳，特点是营养价值高，并能消除各种遗留症状。需要注意的是，如果水肿症状较重时，以上各种药膳都应少放或不放盐，以利于发挥利尿、消肿的作用。

二、慢性肾炎的药膳治疗

慢性肾炎在饮食上要求限制蛋白质、盐的摄入，以及适当进食少量优质蛋白。

另一方面，慢性肾炎常常使用激素治疗，因而根据激素的不同使用阶段，也可配合以适当的药膳治疗，可以增加激素的疗效，并减少不良反应。

常用以治疗慢性肾炎的药膳及适应证如下。

1. 山药菟丝粥

材料：山药 30~60 克、菟丝子 10~15 克、粳米 100 克、白糖适量。

适应证：慢性肾炎患者可长期服用，尤适宜于水肿、四肢发凉的患者。

2. 山药莲子粥

材料：山药 30~60 克、莲子 10 克、粳米 100 克。

适应证：慢性肾炎迁延不愈者，可以此为每日的早餐。此粥对长期蛋白尿亦有效。

3. 山萸肉粥 （《粥谱》）

材料：山萸肉 15~20 克、粳米 100 克、白糖适量。

适应证：适宜于慢性肾炎患者长期服用。

4. 虫草鹌鹑 （《中国药膳大全》）

材料：冬虫夏草 8 克、鹌鹑 8 只、生姜 10 克、葱白 10 克、胡椒粉 1 克、鸡汤 300 克。

适应证：适于久病慢性肾炎、身体虚弱、四肢发凉，及神疲乏力者服用，但若肾功能损害严重，并有氮质血症情况者，不宜服食。

以上选取的几种药膳，是治疗慢性肾炎的常用之品，治疗慢性肾炎的有些药膳富含优质动物蛋白，根据慢性肾炎低蛋白饮食的要求，一次不宜食用过多，同时应间隔一段时间食用，不可长期连续食用，以免加重肾脏负担。

至于一些药膳仅含植物类中药的，可以长年坚持服用，一般不会有什么不良反应。

三、肾病综合征的药膳治疗

本节主要介绍治疗蛋白尿、血脂增高的药膳。

（一）治疗蛋白尿可选用的药膳

1. 参芪鲤鱼汤

材料：鲤鱼 250~300 克、党参 12 克、黄芪 12 克、白术 12 克、茯苓 12 克、炙草 9 克、当归 12 克、丹参 30 克、生地榆 30 克、马鞭草 30 克、大枣 4 枚、生姜 10 克。

适应证：用于长期蛋白尿患者，面色萎黄、形体衰弱、疲惫乏力、食欲不振、大便不畅及水肿等症。

2. 杜仲核桃粥

材料：杜仲 15 克、核桃仁 5 克、黄精 25 克、补骨脂 25 克、细辛 5 克、覆盆子 50 克、益母草 50 克、蝉衣 15 克、大小蓟各 50 克、粳米 100 克。

适应证：用于水肿不明显，仅有蛋白尿或有肾功能损害者。

3. 薏苡仁粥

材料：薏苡仁 50~100 克、生地 15 克、山萸肉 12 克、山药 15 克、茯苓 12 克、女贞子 9 克、玉米须 30 克。

适应证：尿蛋白、水肿、腰酸乏力、眩晕、耳鸣、尿黄而少等症。

4. 首乌黄精鲤鱼粥

材料：何首乌 50 克、黄精 30 克、鲤鱼 250 克、薏米 100 克。

适应证：蛋白尿、血尿、腰酸痛、盗汗及遗精等症。

（二）血脂升高可选用的药膳

1. 山楂粥

材料：山楂 50 克、粳米 50~100 克。

适应证：用于血脂升高症。

2. 黄芪防已粥

材料：黄芪 5 克、防已 50 克、葶苈子 50 克、麻黄 15 克、防风 25 克、苍术 25 克、大腹皮 25 克、川厚朴 10 克、赤小豆 50 克、鲜茅根 50 克、茶树根 50 克、熟附子 15 克。

适应证：用于高度水肿、血脂升高、蛋白尿及血中蛋白质降低等症。

3. 莲子芡实粥：

材料：莲子（去皮心）10 克、芡实米 20 克、粳米 50 克~100克。

适应证：血脂升高及蛋白尿。

4. 金樱子粥（《饮食辨录》）

材料：金樱子 10~15 克、山药 30 克、芡实 15 克、粳米或糯米 100 克。

适应证：尿蛋白、血脂增高但水肿不明显者。

5. 冬瓜草鱼杞子汤（《饮食疗法》）：

材料：冬瓜 250~500 克、草鱼 200~250 克、枸杞子 50 克，姜、葱、精盐少许。

适应证：水肿、蛋白尿及血脂升高。

以上选取的药膳，主要是针对蛋白尿、血中蛋白质下降及血中脂质升高的，同时也有治疗水肿的作用，由于原则上患者应进食低蛋白质饮食，故以上含有动物蛋白成分的药膳，不能连续食用或食用过多，而应分次少量食用。

四、治疗肾盂肾炎的药膳

肾盂肾炎在饮食上，要求多吃水果蔬菜、多喝水，以助排尿。可以冲洗尿道，使细菌随尿液冲走。慢性肾盂肾炎患者的抵抗力下降，应进食一些富含营养的食品。

本病的少尿及尿血症状，可参见前述药膳进行治疗，本节主要介绍治疗频尿、尿急和增强患者体质并防止复发的药膳。

（一）急性肾盂肾炎患者可选用的药膳

1. 二鲜汤（《医学衷中参西录》）

材料：鲜藕 120 克、鲜茅根 120 克。

适应证：频尿、尿急，排尿时艰涩刺痛，及尿中带血。

2. 立效散（《本草纲目》）

材料：瞿麦穗 30 克、甘草梢 15 克、生姜 5 片、连须葱头 7 茎、灯芯草 50 根。

适应证：小便灼热、刺痛、尿血紫红、发热、腰酸背痛。适于急性肾盂肾炎患者服用。

3. 炒绿豆芽（《本草纲目》）

材料：绿豆芽 500 克、菜油、生姜、食盐、味精少许。

适应证：小便赤热不利、发热。

4. 车前叶粥（《圣济总录》）

材料：鲜车前叶 30~60 克、香附 6 克、葱白 1 茎、粳米 50~100 克。

适应证：排尿点滴不尽，尿少水肿。

5. 加味蒲公英粥（《粥谱》）：

材料：蒲公英 40~60 克。（如为鲜品，则用 60~90 克）、香附 6 克、粳米 100 克。

适应证：频尿、尿痛、尿血、腰痛、发热。本粥具有抗菌的效果。

6.加味栀子仁粥（《养生食鉴》）

材料：栀子仁 3~5 克、粳米 50~100 克、鲜车前草 30 克、香附 6 克。

适应证：频尿、尿痛、尿少及发热等症。

(二) 慢性肾盂肾炎患者可选用的药膳

除了急性发作的慢性肾盂肾炎之外，其他慢性肾盂肾炎患者，可选取以下药膳进行治疗。

1. 老桑枝炖鸡（《饮食疗法》）

材料：老桑枝 60 克、母鸡 500 克。

适应证：身体虚弱、腰腿酸软疼痛、肢体乏力。

2. 补髓汤（《大众药膳》）

材料：鳖 1 只（约 300 克）、猪脊髓 200 克、生姜、葱、胡椒粉各适量。

适应证：体质亏虚、五心烦热、腰酸痛、失眠、面色暗者。

3. 杜仲猪腰（《大众药膳》）

材料：生杜仲 15 克、猪腰 4 个。

适应证：长期腰部隐隐作痛、身体亏虚者。

4. 芪烧活鱼（《大众药膳》）

材料：黄芪 10 克、党参 6 克、活鲤鱼 1 条（约 500 克）、水发香菇 15 克、冬笋片 15 克，色拉油适量，料酒、食盐、葱、蒜各少许。

适应证：身体虚弱、长期有轻微水肿者。

5. 三金茶

材料：金钱草 10 克、海金沙 10 克、鸡内金 15 克。

适应证：频尿、尿痛，尤适于因为尿路阻塞所致者（即尿路结石）。本方可作为慢性肾盂肾炎长期饮用之品，也可作为尿道结石排石治疗的用药。

6. 薏苡仁萆薢粥

材料：薏苡仁 30 克、萆薢 10 克、粳米 100 克。

适应证：小便混浊如洗米水，尿道热涩疼痛，排尿不畅。

7. 车前海金饮

材料：鲜车前草 600 克、海金沙 10 克（布包）。

适应证：小便不爽、频尿、尿急，或是尿路梗阻等症。

以上所介绍的几种药膳，主要适用于慢性肾盂肾炎身体虚弱的患者，如果慢性肾盂肾炎已导致肾功能不全，则应慎用肉类药膳，宜多选用一些植物性药膳，不论病情如何，肾盂肾炎患者都应多吃新鲜蔬菜。

五、慢性肾功能不全的药膳治疗

慢性肾功能不全是各种慢性肾病的最后阶段，对慢性肾功能不全的饮食要求有六点内容（参见慢性肾功能不全的西医治疗），在选用药膳治疗时，也应遵循这六点要求。一般而言，尽可能选用蔬菜药类药膳、药粥，适当配合一些鱼类药膳，绝对不要吃豆类药膳，本节所选的药膳也都遵循了这一要求。

（一）可适当选用的肉类药膳

1. 鲤鱼汤（《饮膳正要》）

材料：鲤鱼 250 克，胡椒、小茴香、葱、生姜各适量。

适应证：全身乏力、水肿、面色萎黄。

2. 虫草金龟（《四川中药志》）

材料：金钱龟 200 克、冬虫夏草 10 克、沙参 12 克、火腿瘦肉 50 克、猪瘦肉 200 克、鸡汤 500 克，食盐、味精、黄酒、生姜、葱各适量。

适应证：久病体弱、遗精、阳萎及夜间盗汗。

3. 砂仁鲫鱼（《饮膳正要》）

材料：砂仁 6 克、鲫鱼 500 克、胡椒 3 克、陈皮 3 克、荜茇 3 克、葱 10 克、生姜 20 克、蒜 2 块、花生油 50 克、盐少许。

适应证：脾胃虚弱、食欲不佳、大便稀薄、小便不利。

以上三种肉食性药膳可作为慢性肾功能不全患者补充蛋白质之用，但不可多食，每次少吃一点，或隔日食用，以免加重肾脏负担，造成氮质血症。

（二）可以长期食用的药膳

1. 薏米粥（《本草纲目》）

材料：薏苡仁 50 克、白糖适量。

适应证：本膳可作为慢性肾功能不全患者的主食，可长期服用，有益气、养胃、消水肿的功效。

2. 冬瓜皮蚕豆汤

材料：冬瓜皮 38~60 克、蚕豆 60 克。

适应证：水肿。

3. 莲须芡实粥

材料：莲须 5 克、芡实 15~20 克、粳米 50 克。

适应证：尿中有蛋白、遗精。

4. 黄精散（《本草纲目》）

材料：黄精 100 克。

适应证：腰酸乏力、体虚气弱、遗精阳萎。

5. 加味生地粥（《二如亭群芳谱》）

材料：生地黄汁 50 毫升（或干地黄 60 克）、薏苡仁 30 克、粳米 100 克、生姜 2 片。

适应证：本膳可作为肾功能不全患者的主食，可长期服用，有补肾、养胃、利尿的作用。

6. 蒸龙眼肉（《食物与治病》）

材料：龙眼肉 50~100 克。

适应证：体虚乏力、失眠、腰痛。

7. 玉灵膏（《食物与治病》）

材料：龙眼肉 30 克、西洋参 6 克、白糖 3 克。

适应证：久病体虚、心悸、头晕、精神困倦、面色萎黄或苍白、胸部胀闷、肢冷畏寒、小便不利。

本节所介绍的几种药膳，可作为慢性肾功能不全患者长期服用之品。由于慢性肾功能不全的病程长，身体一般都较虚弱，长期服用这些药膳不仅可以治疗疾病，而且可以改善患者身体虚弱的状况。

第三节 经络锻炼法

经络锻炼法是中国民间及中医学中，用以治疗、养生、康复的传统疗法之一。

一、经络锻炼法的概念和操作方法

(一) 经络锻炼法的概念及意义

所谓的经络锻炼法，从字面上解释，意思是指锻炼人体经络的方法。

(二) 经络锻炼法的操作方法

根据发病的内脏而选择一些与这个内脏相关的经络，进行有针对性的锻炼。例如，肾病与肾经、膀胱经等经络有关，因此可选择肾经及膀胱经进行锻炼，以达到治愈肾病的目的。在操作上，可以沿着这几条经络用手指推拿、捶打等。

具体一点讲，现在常用的经络锻炼操作法有以下几种：

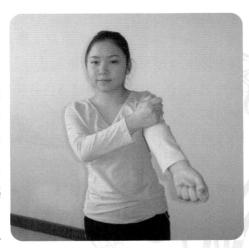

1. 捶打法。以手握拳，用拳尖或拳腹沿着所选定的经络线路往返捶打，由轻到重，但捶打的力度要掌握好，以患者感到舒适而又能忍受为度。

捶打法是最常用的方

法，如果所选定的经络位于身体前面，则可由患者自己操作。如果所选定的经络位于后背部或是患者自己的手臂捶不到的地方，则需要由家庭中的其他成员帮助，才能进行。

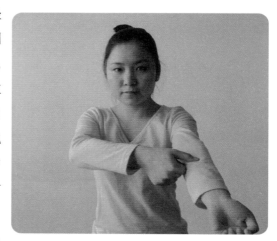

2. 手指按压法 。是以大拇指指腹沿着所选定的经络线路往返按压，亦是由轻到重，以患者感到舒适为度。

这种方法较捶打费力，但针对性及渗透力较强，也可由患者自已或家人进行操作。一般来说，在按压到经络的某一部分时，患者会感到疼痛（与经络的其他部分相比），说明这一部分的经络是"病气"聚集的地方，因此需要在此处多按压一些时间，这样疗效会更好，也更有针对性。

3. 电子刺激法。前两种方法都是用患者或其家人的双手，进行经络锻炼的方法，而电刺激法，则是通过电子刺激器（或按摩器），沿着所选定的经络进行往返的刺激，以达至锻炼经络的目的。

目前，这种作为医疗保健品的按摩器，市场上有许多种，患者可以自行购置。最好是选择那种使用轻便、刺激面小的按摩器，这样可以在具体操作时，既轻松又有针对性。

4. 摩擦法。此种方法是以手掌的掌心，沿着经络循行的方向来回摩擦，使经络循行部位感到发热时为度，一般可以往返摩擦

10~20 遍。

　　以上四种经络锻炼的具体操作方法是现今最常见的方法，具有简单、实用、舒适、有效的特点，尤其适合于慢性肾病患者。持之以恒地进行经络锻炼，会取得非常好的治疗、康复效果，并可以辅助药物产生更好的疗效。

二、肾病患者可锻炼的经络及疗效

　　病患者可以选择以下经络进行锻炼：

（一）肾经

　　1. 循行位置：从脚底心（涌泉穴）发出，斜向上行，从足内侧出来，沿着足内踝骨后面，向上行于小腿内侧；出于腘窝内侧，向上行走于大腿内侧；向上至腹部，沿胸腹部正中线旁边 1.6 厘米，向上行走，一直到颈部喉结两旁。左右各有 1 支。

　　2. 锻炼方法：

　　循行于腿部及脚部的部分，可以用按压法。

　　循行于腹部的部分，可以用电刺激或摩擦法。

　　循行于胸部的可以用按压或摩擦法。

　　3. 功效：对肾经进行锻炼，有益肾、利尿、消肿的效果。泛而言之，一切肾病患者都可用此经进行治疗，但对于水肿的疗效较好。另外，肾经还有治疗心悸、失眠、口舌干燥、腹泻、黄疸、萎软、视力下降的作用。

　　4. 备注：足心及循行于小腿部分可作为重点锻炼部位。

（二）膀胱经

　　1. 循行位置：本经的循行线路较多，循行于体表的经络线路包括：

从眼内角开始，上行至前额，再到头项，由头顶分出到耳上角。

另一支亦由头顶向后下行，至背部肩胛骨内侧，沿脊柱边一直下行到尾骨，再经由臀部，直入腘窝中。

背部另一支：从肩胛内侧下行，穿过肩胛，沿脊柱旁边 10 厘米，一直下行到尾骨旁边；再经过髋关节，沿大腿外侧后边下行，会合于腘窝中。由此而向下，经过小腿腓肠肌部，出于外踝后方，沿第五跖骨粗隆，到小趾的外侧，并向下与肾经相连。

以上三部分在身体的左右两侧都有，位置正好是相互对应的。

2. 锻炼方法循行于头部的经络线，可以用按压法。背部和腰部的部分，适用于一切经络锻炼法。

3. 功效：膀胱经内连于膀胱及肾脏，对一切肾病都有疗效，尤其适合于急性肾炎、急性肾盂肾炎所致的发热恶寒、肌体酸痛以及尿少、尿血、水肿等症。

4. 备注：腰部靠近肾脏的部位及腘窝可作为重点锻炼部位。

（三）脾经

1. 循行位置：从足大趾内侧端（隐白穴）开始，沿大趾内侧赤白肉际，经核骨后，上行至内踝前边；再向上到小腿内侧，沿小腿胫骨后，向上到膝和大腿内侧的前边；进入腹部。

2. 锻炼方法：可用按压、摩擦等方法。

3. 功效：中医认为，脾主管着全身的水湿，因此通过本经的锻炼，有利水消肿的作用。研究发现，长期锻炼脾经还可有效地消除蛋白尿。此外，对黄疸、腹泻、遗精、阳萎、月经不调、白带过多也有效果。

（四）胃经

1. 循行位置：胃经是人体极为重要的一条经脉，在中医学、针灸学中都具有重要意义，其循行位置也较为复杂，主要包括以下几个部分。

从鼻翼旁开始，上行交会于鼻根中，又由鼻根向下，沿鼻外侧，进入上齿的牙槽中；回出来挟口角边，环绕口唇，向下交会于颏唇沟；退回来沿下颌至颌角，向上行至耳前，经颧弓向上，沿头发的边际，到前额正中部。

从锁骨上窝向下，经过乳头正中，垂直向下到肚脐旁，进入腹股沟；再向下经髋骨关节前，到股四头肌隆起处，下至膝部正中；沿小腿骨外侧，下行到足背，进入中趾内侧缝中，到次趾末端。

2. 锻炼方法腿部适用于任何锻炼方法。头部可以用按压法。胸腹部可以用摩擦法。

3. 功效：中医学认为，肾为先天之本，胃为后天之本，因此对胃经的锻炼，可以对慢性肾炎久病不愈而致的身体虚弱产生疗效，对身体有强壮作用。适合于慢性肾病患者进行自我康复。具体一点说，锻炼本经有消除蛋白尿，调节身体免疫功能，治疗腹泻、食欲不振、精神困倦的作用。

4. 备注：小腿部分是应该着重锻炼的部位。如果有水肿、腹泻的症状，则可用摩擦法对腹部循行部位进行锻炼，以腹部感到温热时为度。

以上向广大读者介绍了经络锻炼的方法，经络锻炼法最关键的一个要求是持之以恒，不能三天打鱼，两天晒网，那样的话，疗效很难保持。最好是能养成每天定时锻炼的习惯。

第四节　穴位按摩法

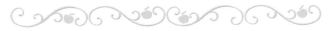

穴位按摩法也是中医学中用以医疗保健的传统方法之一，这种方法与前述的经络锻炼法有相通之处，也是通过一定的操作方法，使人体上的穴位受到刺激，以达到治病健身的作用。

穴位是分布于经络之上的，是人体气血流注的地方，如果我们把经络比喻成一条长长的公路，那么，经络上的穴位就可以被视为公路上的加油站。

穴位按摩法比经络锻炼法的疗效更加专一，更具有针对性。

穴位的疗效虽然具有较强的针对性，但由于肾病的病程漫长，病情又较为复杂，因此用以治疗肾病的穴位按摩方法，主要是以辅助治疗为目的。专门以穴道来治疗肾病的，只有使用针灸疗法。

一、穴位按摩的操作方法

穴位按摩又称为推拿传统中医推拿学的手法有很多种，如推法、拿法、滚法、一指禅法、点法、敲法等，非常繁杂，也非常专业。若患者要用以保健康复，并不需要了解全部，只要掌握几种简便、实用，操作起来得心应手的手法即可。

用以治疗肾病的常用手法，可以用以下几种。

（一）手掌按压法

本法是以手掌的掌根按压穴位，一般适用于腰背的穴位。由于手掌掌根的力量较大，按压时需掌握好力度，以被按压的穴位感到舒适为度。

（二）揉法

揉法是以大拇指的指腹或是手掌的掌腹，在用力垂直按压穴位的同时，以穴位为中心，按顺时针方向揉搓。这种手法适合于任何穴位，当穴位感到胀、麻及烘热时，即可获得疗效。

（三）拇指点压法

此种方法是用手大拇指指腹按压穴位，使穴位受到刺激的方法。按压的轻重要视患者的感觉而定，一般来说，当患者受到按压的穴位，有酸、麻、胀的感觉时，就可产生效果，力度不需太大，按压时由轻到重。这种方法适用于任何穴位。

（四）捶打法

是以手握拳，将拳尖对准穴位，反复进行捶打，由轻到重，使受捶打的穴位感到酸、胀、麻、沉重为度。这一方法一般适用于肌肉较为丰厚部位的穴位，如腰背部、大腿部等。

（五）电子刺激法

这种方法与经络锻炼法中的电子刺激法一样，也需要由电子刺激装置（如电动按摩器）进行。只是把刺激经络改成刺激一定的穴位。

以上五种方法，是进行穴位按摩的几种常用方法，可以按照前文的介绍，在家庭中按法施行，非常简便、实用。

二、治疗肾病常用的穴位

人体常用穴位有 300 多个，而一些经外奇穴亦有上百个，能够对肾病产生疗效的，亦非常之多。

根据笔者的临床经验，可以通过穴位按摩法来治疗肾病，促进肾病患者康复的穴位，主要有 15 个。通过对这 15 个穴位，进行长年的按摩，不仅可以治疗肾病，而且有强身健体、延年益寿的作用。现将这 15 个穴位的位置及疗效介绍如下。

(一) 肾俞

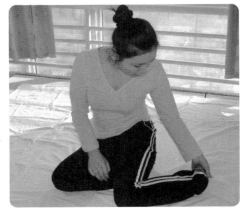

1. 位置：位于腰部，脊柱第 14 椎骨两旁，距离脊柱 5 厘米，左右各一。

2. 操作法：按压法、揉法、捶打法皆可，以两腰感到烘热时，效果最好。

(二) 三阴交

1. 位置：位于内踝骨上 10 厘米处，左右各一。

2. 操作法：按压法、指揉法、电刺激法皆可。

(三) 足三里

1. 位置：位于小腿外侧，膝眼下 10 厘米处，左右各一。

2. 操作法：指压、捶打、电刺激、揉法。

(四) 关元穴 (丹田)

1. 位置：位于小腹正中在线，肚脐下 10 厘米处。

2. 操作法：揉法、电刺激法。

(五) 涌泉穴

1. 位置：位于足心凹陷处，左右各一。

2. 操作法：拇指点压法、揉法。

(六) 委中穴

1. 位置：位于腘窝中央，左右各一。

2. 操作法：电刺激、点压法、揉法。

（七）　太溪穴

　　1. 位置：在足内踝后跟骨上动脉凹陷中，左右各一。

　　2. 操作法：电刺激、点压法、揉法。

（八）　阴陵泉

　　1. 位置：位于小腿内侧，胫骨内侧髁下缘凹陷中，左右各一。

　　2. 操作法：指压法，指揉法，电刺激法。

（九）　中极

　　1. 位置：位于肚脐下 13 厘米，在腹中线。

　　2. 操作法：指压法、揉法、电刺激法。

（十）　水分

　　1. 位置：位于肚脐上 3 厘米处，在腹中线。

　　2. 操作法：指压法、电刺激法、指揉法。

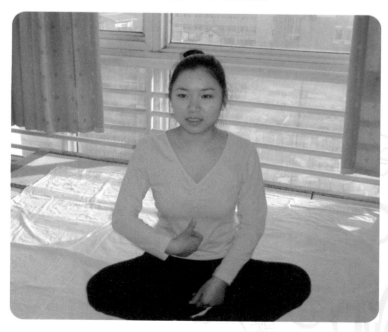

（十一）石门

1. 位置：位于腹中线，肚脐下 10 厘米处。

2. 操作法：指压法、电刺激法、指揉法。

（十二）照海

1. 位置：位于小腿内侧，内踝骨下 3 厘米处，左右各一。

2. 操作法：指压法、指揉法、电刺激法。

（十三）列缺

1. 位置：位于上臂手腕桡骨上 5 厘米，左右各一。

2. 操作法：指压法、指揉法。

（十四）复溜

1. 位置：足内踝上 7 厘米的凹陷中，左右各一。

2. 操作法：一切操作法皆可。

以上 14 个穴位，既是临床医师用以治疗肾病的常用穴位，又可作为肾病患者自我调养、自我康复的保健穴位。以上穴位都可以长年进行按摩，每次既可选用一至数个穴位也可以。

第五节　气功疗法

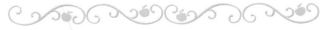

气功是中国传统文化中的一朵奇葩，是古人用以修心养性、强身健体、治疗疾病的一种方法。气功虽不是直接使疾病消失，但它可以提高人体的自愈能力，因而达到间接治疗疾病的作用，这就是气功可以治病的基本原理。当然，有关于气功的很多奥妙，至今仍未研究清楚，以上仅止于一些基本道理而已。

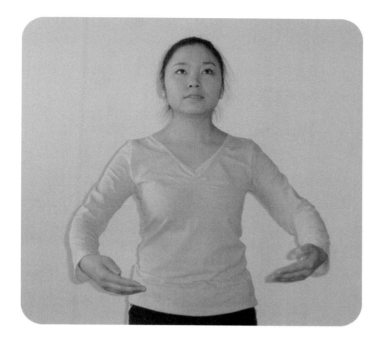

一、气功适合于何种肾病的治疗

用于强身健体的气功主要以调整气息为主，对意念的要求不是过分苛求，因此只要是没有精神症状或是偏执性格的人，任何人都可以进行气功锻炼。

具体到肾病的气功治疗，除了在急性期，有严重的水肿、尿少及发热症状时，不能进行气功锻炼外，其他一切肾病患者皆可通过气功锻炼治疗肾病。

肾脏病患者在练功过程中还要注意如下几点：

（1）练功结束时以不觉劳累为宜，练功时间不要过长，可以把练功时间分为多次进行。

（2）练功的目的是使机体脏腑功能协调，正气逐渐旺盛，心境达到宁静，不要过于追求气感、发功等。

（3）练功的效果不是一朝一夕就能感受得到的，水滴石穿，贵在持之以恒，不急不躁。

（4）要掌握正确的练功方法。练气功绝非简单的形体锻炼，而是一种严格的心身修炼。

二、肾病患者可选用的气功功法

（一）按摩保健功

功法介绍：按摩保健功的练习方法较为简单，练功时可以采用站式、坐式和卧势，对姿势的要求勿需太严格，一般可按以下步骤进行锻炼：

1. 选用一个姿势，或坐或站或卧。年老体弱或久病体虚者，可选用坐式或卧式，如身体状况允许，也可选用站式。如果水肿症状较重，则不可用站式。

2. 选好练功姿势后，即用左手手掌心轻轻按压于肚脐下10厘米处（丹田穴），再用右手迭放于左手上。

3. 注意力集中于丹田穴上。吸气时，意想自然界的新鲜空气随着吸气而进入丹田穴中；呼气时意想着身体内的污浊、病邪等不好的东西，随着呼气而排出体外。如此呼吸10次左右即可，呼吸尽量缓慢一些，但也不必过分追求呼吸的快慢，应顺其自然。

4. 以上过程完成后，将贴于丹田穴上的手掌，先按顺时针方向按摩9圈，再按逆时针方向按摩9圈，使丹田穴感到温暖。

5. 以上全部完成后，本功法即算练过一遍了，这时就要开始做一些收功的动作。收功动作主要是把下肢、上肢轻轻拍打几次，以免肢体感到麻木。拍打完毕后，可散步几分钟。

以上五个步骤就是保健按摩功的全部过程，身体条件允许的话，可以多练几遍。

注意事项：

1. 在练功时间方面，最好是在早上起床前躺在床上做一遍，其他时间亦可，可以根据自己的时间随意安排。

2. 初练时，以自然呼吸为好。练久了以后，可稍稍加深呼吸，但不要勉强。

3. 练功一遍之后，如果觉得体力允许，可以再练一遍，觉得小腹温暖时即可。

4. 每次练功时间不要太久，至多不要超过半小时。

5. 本功可以长年练习，3 个月即可获得较好疗效。持之以恒，具有强身健体，延年益寿之功。

（二）健肾功

功法介绍：健肾功与前述之按摩保健功类似，练功方法也比较简单。练功步骤如下。

1. 练功姿势：一般是采用站立式或坐式。两脚分开，与肩同宽，腰背自然挺直，以自己感到舒适为准。双手自然下垂，掌心向外。

2. 调整呼吸。缓缓吸气，缓缓呼气。吸气时，意念想着吸入的新鲜空气，流到两个肾脏之中，并清洗肾脏；呼气的时候，想着两个肾脏中的被清扫出的邪气、病气随着呼气而排出体外。

3. 以上呼吸 9 遍之后，将双手缓缓抬起到胸前，呈搂抱状，意念想着搂抱着一团新鲜空气；然后双手向下，缓缓移至腰上，掌心贴在两腰上，意想着刚刚搂抱的空气被手掌压入肾脏中，再将手掌沿上下方向摩擦两腰，使腰部感到烘热即可。

4. 上式完毕后即可收功，收功动作没有特别的要求，主要是散步几分钟。散步的同时，自己的两手握拳，轻轻敲打两腰。以上四个步骤即为健肾功的全部练功过程。

注意事项：

1. 本功法适合于各种肾病的缓解期，尤适合于慢性肾病患者进行锻炼。

2. 水肿严重者，应等水肿症状解除之后，才可练习本功法。

3. 体虚者可选择坐式。

4. 不要强求呼吸的缓慢，应顺其自然，循序渐进。

练功之后必须要散步几分钟，以免引起下肢水肿。练功时间以早晨空气新鲜时为好，临睡前练习亦可。

以上向广大读者介绍的两种气功功法，方法简单，疗效确切，可作为肾病患者日常生活保健之用。

气功疗法的关键点就在于能够每天坚持，这一点在前文中已多有提及。一般来说，气功的疗效主要是缓缓建功，而一旦见效就非常持久，气功是对人体机能的全面调整，因此即使在病愈之后，也应坚持。

以上两种功法主要是针对肾病的功法，虽然是介绍了两种，但读者可以根据自己的喜好，选择一种，勿需两种都练。坚持进行以上任何一种功法的锻炼，都可获得满意的疗效。

第六节　针灸疗法

本节主要介绍针灸疗法对肾病的治疗效果，以及患者可以自己施行的灸法。

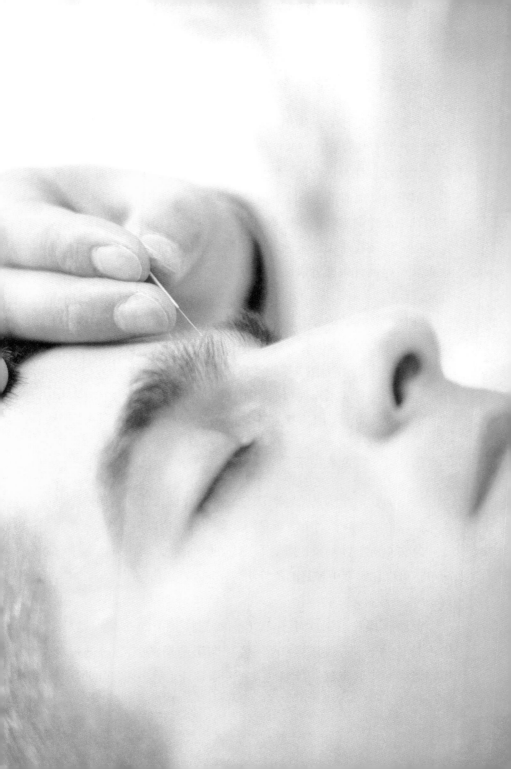

一、针灸治疗肾病的疗效

针灸无论是作为一种单一的疗法，还是作为药物疗法的一种辅助，都对肾病具有良好的疗效。

在治疗急性肾病方面，肾病所致的水肿、尿少、尿血、腰痛等，都可由针灸而迅速消除，而且针刺的疗效要优于灸法的疗效。使用针灸治疗的患者，病情不易复发，可以减轻药物的用量与不良反应。针刺在尿少、水肿、腰痛等症的治疗上，有十分快捷的效果。对急性肾病患者建议，最好能在药物治疗时，配合以针灸疗法。

在慢性肾病的治疗上，国内一般以针灸疗法作为药物疗法的辅助，因其优于单纯的药物疗法。

总之，应用针灸治疗各种肾病，是一种十分理想的方法，对于一些久治不愈的顽固性肾病，顽固性蛋白尿，针灸往往能起到神奇的疗效。需由专门的针灸师才可操作。

二、操作简单的灸疗法

所谓的针灸疗法，是针刺法与灸法的合称，针刺是用银针刺入穴位以治疗疾病；而灸法则是用艾条灸烤穴位以治疗疾病。

灸法相对于针刺来说，具有更高的安全性，操作方法亦十分简单，可以在家庭中施行的灸疗法。

（一）灸法所需的工具与操作法

灸法，操作起来也十分简单，就是将艾条的一端点燃后，用手持住另一端，将燃烧的一端对准所选用的穴道，进行灸烤，当烤到皮肤发红、疼痛时，把艾条移开稍后再烤，如此反复进行即可。

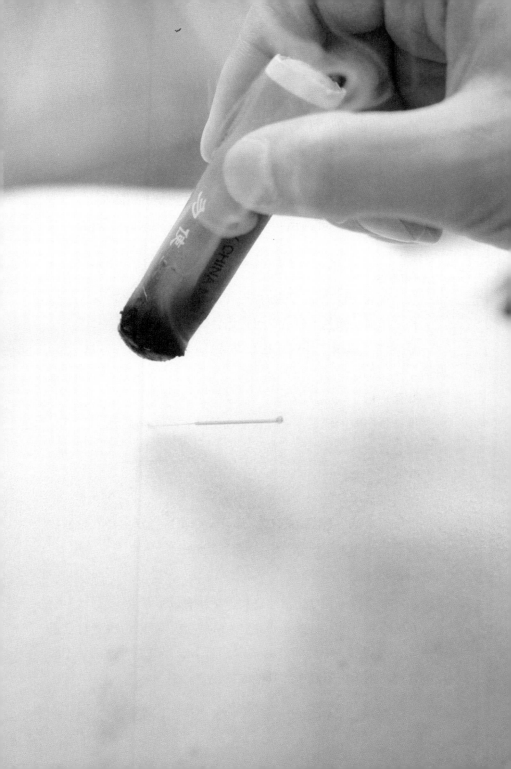

对各种肾病症状的灸法治疗，患者可根据自身症状的轻重缓急，选取一组穴位进行灸疗。

1. 水肿症、尿少症

急性肾病所致水肿，可选用：中极、利尿穴。

慢性肾病所致水肿，可选用：关元、三阴交、阴陵泉。

水肿严重者，可选用：水分、利尿穴、中极、三阴交、足三里。

2. 尿血

急性肾病所致尿血，尿血深红者，可选用：涌泉穴。

长期尿血，颜色不深者，可选用：关元、肾俞。

显微镜下血尿，外观尿色正常者，可选用：关元，足三里，肾俞。

3. 蛋白尿

不论蛋白尿的轻重，皆可长期选用以下穴位：关元、足三里、阴陵泉、肾俞。

4. 腰痛

腰痛可选用：关元、肾俞、委中。

以上对肾病各症状的治疗，都可长期坚持，以上各穴位的位置，都已介绍于本章第三节中，请读者参阅。

（三）灸疗法的注意事项

在家庭中进行灸疗法治疗肾病，须注意以下几点。

1.在患者自己手持艾条可以达到的穴道，可以由患者自己进行操作，如腹部、下肢等处的穴位。而位于背部患者自己手不能及的穴道，则需由家庭中的其他成员代劳。

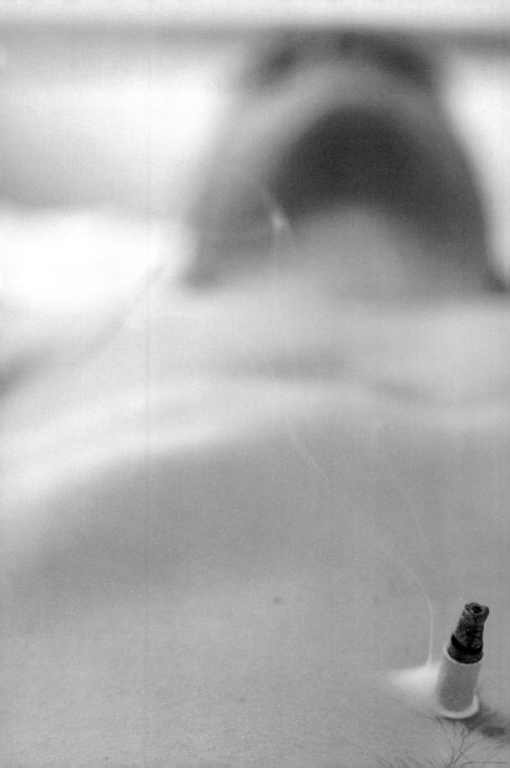

2.每次进行灸疗时，灸烤穴道的时间可以自己把握，只要不把皮肤烧伤即可。一般每次用完一支艾条较为合适。

3. 灸疗法对急性症状的解除，较为迅速；对于一些久治不愈的症状，可以长期、长年进行灸疗以图缓效。

4. 如在灸疗时，受到熏烤的穴道，发生皮肤起泡，不可用手抓破，应该使用一些消毒药液，涂抹在上面，防止发生感染。

5. 在肾病痊愈后，仍可坚持灸疗，如关元穴、足三里两穴，都具有十分良好的养生作用，可以强身健体，祛病延年。

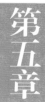

第五章

肾病患者的饮食起居

　　肾病患者的日常饮食是一个大问题，肾病的种类不同，对饮食的具体要求亦有不同本章将更为详细地介绍对各种肾病患者在饮食上的具体要求。

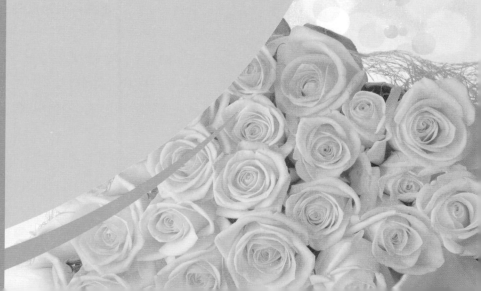

对肾病患者来说，更应注意平常的饮食起居，从某种意义上讲，肾病患者应将正确的饮食起居方式，视为与医疗同等的地位，无数的医疗案例证明，正确的饮食起居方式是肾病患者能否恢复健康的关键。

第一节 肾病患者宜吃与忌吃的饮食

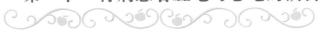

肾病患者的日常饮食是一个大问题，肾病的种类不同，对饮食的具体要求亦有不同；有些饮食可以促进病情的好转，而有些饮食会导致肾病的恶化。本书在以前的章节中已提及一些肾病患者的饮食原则，本章将更为详细地介绍对各种肾病患者在饮食上的具体要求，以便于读者能一目了然。

一、急性肾炎患者的饮食宜忌

急性肾炎患者饮食原则如下。

（1）给予低盐、低蛋白饮食。①低盐：一般应给予低盐饮食，若血压很高，浮肿明显，可给予无盐饮食。②低蛋白：限制蛋白质的摄入，以减轻肾脏负担。

（2）当出现有少尿或尿闭时，含钾多的水果和蔬菜应限制摄入。

（3）供给足够的碳水化合物，主食可采用米、面等。

（4）摄入水分的多少，需视水肿及排尿量来决定，发病初期，应限制水分。

（5）给予丰富的维生素 A、B 族维生素及维生素 C 的饮食。

（一）急性肾炎患者宜吃的饮食

1. 宜以米、面为主食。

2. 宜以蔬菜为副食。

3. 宜多吃西瓜。

4. 宜进食无盐或低盐饮食。

5. 宜多吃冬瓜。

6. 宜喝糖水：在病情严重的情况下，可以主要依靠糖来维持身体所需的能量。

7. 在急性肾炎恢复期，宜以鲤鱼作为补充人体优质蛋白的主要肉食：鲤鱼不仅含有优质蛋白质，而且有一定的利尿、消肿的作用。

以上七点具体要求，是急性肾炎患者在日常饮食时，应当提倡的，应严格遵守。

（二）急性肾炎患者的饮食禁忌

1. 急性肾炎的急性期，有水肿、少尿症状，此时，应禁食含有钠盐的饮食；在烧菜时，也不要放盐：只有急性期过后，少尿、水肿症状基本或完全消失时，才可给予低盐饮食。总之，在急性肾炎发病的全过程，饮食都要清淡。

2. 急性期忌吃高蛋白饮食。

豆类食品并非绝对严格禁食，这是因为虽然豆类蛋白含量高，但富含大量大豆黄酮，对肾脏损害的修复是有利，但建议在肾功能正常时食用。

在急性肾炎恢复期，可少量进食一些瘦肉、鱼、鸡蛋、牛奶等，但条件仍是各种症状基本消失，已处于恢复期。

4. 少吃含钾多的水果和蔬菜。

含钾量高的水果、蔬菜包括：鲜豌豆、扁豆、马铃薯、鲜山药、卜萝卜、藕、荸荠、小白菜、油菜、菠菜、苋菜、莴笋、青蒜、大葱、花菜、黄西红柿、鲜蘑菇、香菇、银耳、木耳、海带、紫菜、柚子、桃子、红枣、红果、香蕉。

含钾量低的水果蔬菜包括：洋葱、南瓜、西葫芦、冬瓜、茄子、葡萄、苹果、鸭梨、京白梨、红肖梨、菠萝等。

5. 忌喝浓茶和咖啡。

以上忌吃的饮食，亦需要急性肾炎患者在日常生活中，严格执行。

二、慢性肾炎患者的饮食宜忌

慢性肾炎患者饮食原则：

（1）应视患者有无高血压及水肿情况，分别给予低盐、无盐饮食。

（2）蛋白质的供应量，一般应按健康人需要量供给。

（3）宜选用富含维生素 A、B 族维生素及维生素 C 的食物。

（4）水分不需限制，可饮用橘汁、西瓜汁、橙汁、果子水和菜汁等，以利尿消肿。

（5）若伴有高血压或高脂蛋白血症者，须限制膳食中的饱和脂肪酸与胆固醇的含量。对有贫血的病例，应选用富含蛋白质和铁的食物，如大枣、黑木耳、肝、牛肉、蛋黄及绿叶蔬菜等。

（一）有益于慢性肾炎患者的饮食

摄入蛋白质主要是动物蛋白，如瘦肉、鸡蛋、鱼等，但进食量的多少，需根据体重决定，一般成人每公斤体重每天需补充0.8~1.0 克蛋白质，进食优质蛋白质的意义在于补充基本营养的同时避免加重肾脏负担。

1. 宜进食富含维生素的水果和蔬菜：此要求与急性肾炎的饮食要求一样。

2. 如有水肿症状，则忌进食含盐饮食；如水肿症状不重，则应进食低盐饮食。

3. 宜常吃药膳"鲤鱼汤"。此药膳不仅可以补充给患者优质动物蛋白，而且有利尿、消肿、治疗蛋白尿的功效。

4. 宜以米、面为主食：此与急性肾炎的饮食要求一样。可适量食用粗粮。

总之，前述之宜于急性肾炎患者的饮食，绝大部分也符合慢性肾炎患者饮食要求，在此不再多叙。

（二）慢性肾炎患者的饮食禁忌

1. 严禁食用豆类食品。

2. 禁喝浓茶和咖啡：道理如前所述。

慢性肾炎的其他饮食禁忌，与急性肾炎的饮食禁忌基本相同。

三、肾病综合征患者的饮食宜忌

根据水肿、少尿、血脂过高、尿蛋白、血中蛋白减少等症候的不同，应遵循以下几点要求：

1. 饮食总以清淡为宜。

2. 水肿和少尿症状严重者，宜吃无盐及低盐饮食。

3. 血脂过高是肾病综合征的一个常见临床表现，尤其应重视饮食的宜忌。

4. 大量蛋白尿，是肾病综合征的主要表现之一，从饮食上对蛋白尿进行控制，见效虽然缓慢，但愈后不易复发，是较为可行的一种办法。鲤鱼汤已被证明具有治疗蛋白尿的确有疗效。

此外，宜吃的食品还有：水煮花生米（不放盐，连红衣一起吃）、桂圆、山药等；如果具有气虚、面色苍白、神疲乏力的症状，还可适量地服食人参。

忌吃的食品有：大豆、高胆固醇食品，不明成分的罐头、腌制的食品等。忌饮茶，尤忌饮浓茶和咖啡。

5. 低蛋白血症，主要是通过饮食中补充优质动物蛋白，因此患者应适当进食一些瘦肉类、鱼类食品。这样有利于提高血浆蛋白，改善低蛋白血症，有利于水肿消退，并提高机体的抵抗力。

宜吃的有：鲤鱼、鲫鱼、鳖、瘦猪肉、羊肉、牛肉等，这些鱼肉类食物，最好是加工成药膳食用。但每次不能吃的过多，以免造成肾脏负担。

以上饮食方面的要求，是肾病症候群患者需要注意的，对这几个要求不能孤立地看待，而应将各个症状在饮食上的要求综合在一起。总地来说，饮食以清淡为宜，但又应适当补充优质动物蛋白；需要强调的是，肾病综合征患者的饮食，应多从前文的药膳中选取，以达到食、治两全的目的。

四、肾盂肾炎患者的饮食宜忌

肾盂肾炎有急慢性之分，急性肾盂肾炎患者忌吃山药、人参等有收涩作用的中药，其他没有特别的禁忌。

慢性肾盂肾炎多因治疗不彻底或不注意个人卫生所致，病情较为复杂，饮食上的要求比急性肾盂肾炎的要求为高。

宜吃的饮食有：药膳、鲤鱼、萝卜、糙米等。

忌吃的饮食有：浓茶、菠菜、竹笋、过咸的食品等。尿路结石患者以及尿酸较高或有痛风病史的患者尽量避免食用菠菜。

如果慢性肾盂肾炎导致了肾功能的损害，则应参照慢性肾功能不全的饮食要求。

五、慢性肾功能不全患者的饮食宜忌

慢性肾功能不全是各种慢性肾病发展的最终结局，慢性肾功能不全患者的饮食宜忌，总结如下：

宜吃的食品有：富含维生素的水果蔬菜、本书所列举的药膳、鳖、鲤鱼、鲫鱼、瘦猪肉、瘦羊肉等。

宜吃的食物还包括：米、面、糖等。按照医学上的要求，患者每公斤体重每天进食的热量不得低于 30 千卡，这些热量主要来源于米、面等主食。

忌吃的食品有：豆类、动物脂肪和不明成分的罐头食品等。

如果患者的水肿症状不重，不要过分限制钠盐饮食，只要保持饮食清淡的原则即可。

如果患者每天的尿量在 1000 毫升以上，则不必过分限制饮水，反之，应适当限制饮水量。

尿量减少者，应忌吃含钾、含磷的食物，包括：鲜豌豆、扁豆、马铃薯、香蕉等。当然，如尿量并不减少，每日排尿量在 1000 毫升以上者，不必限制进食以上食物。

需要指出的是，选择药膳必须依据自己所患肾病的种类及症状，才可以有更好、更准确的效果。

第二节　肾病患者的运动及注意事项

对于肾脏疾病患者而言，能否运动？如何运动？以及运动时应注意什么问题，都很有讲究。本节将就这些问题，向广大读者作一个较为详尽的介绍。

一、肾病患者不能运动吗

肾病患者不能运动的说法，是片面的。

肾病患者不同于健康人群，不同的肾病和病情，在某一阶段确实是禁止运动的，否则有加重病情的危险，我们先来看看哪些肾病患者是减少或不能运动的：

1. 无论何种肾病，只要是有重度以上水肿症状，都应禁止运动。

2. 急性肾炎早期，有血尿、少尿和水肿症状者。

3. 肾病引起中度或重度高血压的患者，要适度减少运动。

4. 患者有头晕、头痛、呕吐症状，一般是因为急性肾炎引起的血压急剧上升所致，此时需要绝对卧床休息和治疗。

5. 急性肾功能衰竭和慢性肾功能不全的中晚期。

6. 有肺部感染或心功能衰竭而导致的气短、咳嗽、心慌者。

在以上几种情况下，患者都宜卧床休息，不能运动或尽量减少，以免加重病情。

然而，卧床休息并不是无限期的，长期的卧床休息并不利于病情的恢复。

肾病患者应掌握好开始运动的时机，运动的方式和运动的强度。

从运动的时机来说，急性肾炎患者在发病后，休息时间不能少于3个月，换言之，患了急性肾炎，在前3个月不能进行剧烈运动。在这3个月里，如果各种症状如水肿、高血压、血尿等都已消失，那么不必在3个月内天天卧床，可以下床进行散步等轻微的体力活动，只是不要做剧烈的运动而已。其他慢性肾病，只要是水肿、高血压、蛋白尿等症状不是非常严重，都可以进行一些轻微的体力活动。

从运动的方式来说，有症状的肾病患者，可以选择散步、气功等运动方式；症状已消失的患者，可以进行慢跑、太极拳等运动方式。本书前文介绍的穴位按摩、经络锻炼、健肾功等，实质上也是属于运动的范畴，读者都可以选择其作为长期运动的方式。

从运动的强度来说，在运动之后不感到太过疲劳，是患者应该掌握的准则。

二、适宜的运动有助于肾病的痊愈

急性肾病早期及有严重水肿、高血压症状者，不宜运动。

对于已过急性期的肾病患者和没有严重的水肿、高血压症状的慢性肾病患者，进行适宜的运动，可以加快身体康复的进程。

总之，运动给肾病患者带来的好处，不仅有治疗上的，还有身体上的和精神上的。所以，笔者在临床工作中，只要是患者的身体条件许可，就鼓励他们进行一些力所能及的运动。

三、肾病患者运动时的注意事项

虽然运动可以带给肾病患者诸多好处，但如果运动不当，却反而有加重病情的危险，因此有必要向广大读者谈谈，在运动时应该注意的一些问题。

（一）注意运动方式的选择

总的原则是，选择一些活动量不是太大，动作不很激烈的运动方式，如前所述的散步、慢跑、气功、太极拳以及韵律体操等，都适宜于肾病患者。

落实到每个人来说，可以根据自己的兴趣爱好，选择合适的运动形式，例如，喜爱太极拳者可以选太极拳，不会太极拳的可以散步等。

尽量不要选择那些动作激烈的竞技运动项目，如球类、百米跑、拳击等。

适宜肾病患者进行锻炼的运动方式还有：五禽戏、爬楼梯等。

不论选择了何种运动方式，都不应运动过度，更不能在运动之后感到全身疲惫乏力，应掌握适度的原则。

做任何运动前，都需要进行一些必要的准备活动，使全身的肌肉、神经进入一种运动前的预备状态，以免在运动过程中造成肌肉的损伤或腰部的扭伤。

一般的准备活动包括：伸伸胳膊、蹬蹬腿、轻轻转动颈部、手腕、脚踝等部位；用手对全身的肌肉进行拍打；轻轻地扭动腰部，但幅度不要太大。诸如此类的准备活动，做的越充分越好。

在物质上也须做一些准备，例如，在运动前喝一杯糖水，以维持运动所需要的能量消耗；如果家中备有治疗肾病的药粥，那么在运动前能喝上一碗药粥就更好了。

如果是兼有冠心病的肾病患者，还应随身携带用于心绞痛急救的药品，如硝酸甘油等。

（二）运动后的一些善后工作

在做完运动之后，如觉得全身肌肉松软、身上微微出汗，而且没有疲劳感，这时的运动量是最合适的，此时就可以不要再继续运动了。

在结束运动时，应使运动后的肌肉放松，采取的措施是抖动上、下肢肌肉，拍打几遍下肢，使肌肉松弛下来。

最好在每次运动结束后，洗一个热水澡。洗完澡后喝一杯淡水或糖水，然后安静地躺着，全身放松，脑子中尽量不要想任何问题。躺着休息半个小时到一个小时即可。

以上是肾病患者在运动中须加以注意的问题，此外还应注意一些小节，例如，在运动中不要站立过久，应在站立一段时间后，坐一会儿，再继续运动；在运动过程中，尤其应注意腰部的保护，勿使腰部受到撞击、扭伤等意外情况。

概括本节所述，读者应了解到肾病患者是可以运动的，只不过需要有一定的限制而已，民间所谓的肾病不能运动的说法，是一种片面的认识，应加以破除。但也应注意到，在不适宜运动时，应绝对卧床休息。

第三节　肾病患者的性生活问题及对策

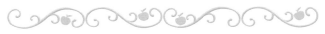

作为肾病患者，又应该如何面对性生活的困扰呢？女性肾病患者是否就不存在性生活问题呢？

一、性生活对健康人的生理影响

性欲是人类正常的生理现象和需求，对于健康人来说，正常的性生活不仅可以协调夫妻感情，同时也有益于健康。

不同的肾病及病情的轻重的不同，受性生活影响的程度亦有不同，以下我们分别加以讨论。

（一）急性肾炎患者，应至少禁欲半年

患急性肾炎的人，如果一切治疗正确，大多数患者也都需要半年的时间，病情才能稳定下来，此时水肿消失、尿蛋白消失、尿中红细胞消失，高血压症状也没有了。这个时候，才可以谈得上恢复性生活，而且次数宜少，一个月一次足矣。

（二）女性肾盂肾炎患者的性生活

女性肾盂肾炎的患者远多于男性，而性生活不洁，则是女性肾盂肾炎的重要病因。

所以急性肾盂肾炎以及慢性肾盂肾炎的发作期，应绝对禁止性生活，一是为了防止性生活带来更多的病菌，二是防止性生活使病情加重。

急性肾盂肾炎至少要治疗 2 周，当一切症状消失、尿液检查没有细菌时，才可以恢复性生活。此时，要非常注意性生活的卫生。

慢性肾盂肾炎在发作期要禁止性生活，在非发作期除了要进行积极治疗外，还应遵循卫生原则，才能进行性生活，但也应限制次数，次数宜少不宜多。

（三）应禁性生活的一些其他肾病患者

除了以上两种急性肾病患者，应禁止性生活外，其他任何肾病，只要具备以下情况，也都应禁止性生活。

1. 严重水肿，胸腹部、下肢都有水肿者。

2. 高血压症状较重，有头痛、头晕等表现者。

3. 蛋白尿较重者。

4. 出现严重尿血症状者。

5. 伴有冠心病，频繁发生心绞痛者。

6. 伴有严重的肺气肿，呼吸不畅者。

7. 伴有严重的心脏病，如心律失常者。

二、肾病患者性功能障碍的处理

肾病导致的性功能障碍，在治疗上要十分谨慎，即使真的有壮阳效果的药，也不能胡乱服用，而是要由肾病本身的复杂性和肾脏的生理特点来决定。因此，一旦发生了性功能障碍，应到正规的医院诊治。

（一）肾病患者性功能障碍的治疗

目前，西医对肾病患者性功能障碍的治疗基本没有什么好的办法，一般是心理疗法和针对肾病进行对症治疗，中医治疗有一定的作用。

中医治疗任何疾病的根本方法都是辨证施治，对肾病患者的性功能障碍，分为以下两种情况分别加以治疗：

1. 肾阴亏虚：

主要症状：患肾病久治不愈而导致阳痿、腰膝酸软、腰酸痛、常有低热、面色郁滞或暗红，或有夜间盗汗、尿中常有红细胞或蛋白质。多发生于慢性肾病。

治疗原则：滋阴补肾。

基本处方：龟板 25 克、鳖甲 20 克、熟地黄 15 克、山萸肉 15 克、茯苓 12 克、丹皮 10 克、泽泻 6 克、山药 15 克、肉桂 6 克、附子 6 克（先下）、女贞子 10 克、旱莲草 10 克。

随症加减：

水肿较重者，加车前子 10 克（敲碎）。

尿蛋白持续不减者，加桑螵蛸 10 克、黄芪 10 克；如同时兼有水肿，则先待水肿治愈后，再加这两味药，并可同时服用鲤鱼汤。

2. 肾阳亏虚

主要症状：肾病久治不愈而导致阳痿、面色萎白、精神倦怠、气虚乏力、稍动就气喘吁吁、四肢发凉、全身怕凉、小便清长，水肿症状往往较重，尿蛋白检查持续阳性。常出现于停用激素的患者及慢性肾病患者。

基本处方：仙茅 10 克、仙灵脾 10 克、龟板 20 克、鳖甲 20 克、山萸肉 20 克、山药 15 克、茯苓 15 克、白术 15 克、附子 10

克（先下）、生姜 15 克、熟地黄 15 克、泽泻 9 克、肉桂 6 克、丹皮 10 克。

随症加减：

水肿较重者，加车前草 10 克。

阳虚症状极重，畏寒怕冷极甚者，加鹿茸 3 克或加鹿角胶 15 克。

肾病患者的性功能障碍，除进行以上两种方法的治疗外，还应注重药膳的调养，可以选择一些肉、鱼类药膳，如鳖等，均可服食，有较好的辅助疗效。

此外，还可用灸法进行治疗，选用的穴位一般为关元、肾俞。

（二）节欲保精以养天年

身为肾病患者，肾气本已受损，如不对性生活加以节制，既会使肾病加重，又会使肾气更加耗伤。同时，肾病多伴有高血压的表现，如性生活过度，有在同房或同房后突然暴毙的危险，这就是古人所说的"骑马风""下马风"。

一般来说更应注意适度减少性生活，争取在服用药物治疗的同时，早日恢复健康是必要的和有益的。但肾脏病患者应适度减少性生活，而不是绝对禁止。

总之，在各种肾病的急性期及肾病症状严重时，应绝对禁止性生活；即使在肾病痊愈后，也应对性生活加以节制。同时，根据中医理论的春生、夏长、秋收、冬藏的观点，春夏季可以稍多，而秋季应减少性交次数，冬季则应基本不过性生活。有些未婚的肾病患者，在病情刚刚好转或刚刚治愈时，便急欲结婚生子，结果导致肾病复发、加重，这样的教训，在临床上太多了，令人痛心。

最后，以《冷庐医话》中的一段文字赠送给广大读者，书中说道："延寿之术……则绝欲戒思虑二者并重，而绝欲尤为要。"

第四节　戒除不良的生活习惯

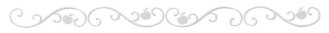

有损于健康的习惯和嗜好，对肾病患者的危害更甚。

一、不良习惯严重威胁人类健康

诸多现代疾病有可能是不良的生活习惯与嗜好所造成，并且证明了在发生这些疾病之后，不良的习惯与嗜好是导致病情恶化的重要原因。

就肾脏疾病而言，虽然有很多肾病的始发原因是因为感染所致，但随后的一些病理变化却极为复杂，在不良嗜好的作用下，病情加重、病程延长，并直接影响到患者的寿命。

有哪些生活习惯与不良嗜好呢？它们对肾病患者的危害在那里呢？

二、肾病患者应该戒除的不良生活习惯与嗜好

不良的习惯和嗜好，是相对而言的，除了抽烟、饮酒对任何人都是不好的坏习惯之外，其他的一些虽对某些人有害，但对另外一些人或许还是好习惯，例如，中国人普遍有饮茶的嗜好，有些人离了茶便会有六神无主的感觉，饮茶对于高血脂、高血压病患者来说，是一种好习惯，但对于肾功能不好的人来说，饮茶就有害了，尤其是对那些蛋白尿症状严重的肾病患者，害处更大。所以说，习惯与嗜好的好坏，是相对的。以下我们来看看，肾病患者应该戒除的一些生活习惯与嗜好。

（一）饮酒

饮酒对于肾病患者的害处在于，饮酒可使肾病的常见症状，如水肿、尿少、高血压等加重，非常不利于肾病的康复。

如果在饮酒之后再喝上一杯茶（很多人有此习惯），则对肾脏造成的损害更为严重。

因此，饮酒是肾病患者应该戒除的最危险的嗜好之一，不仅在患病期间要忌酒，即使在肾病痊愈后，也不能饮酒。

（二）吸烟

吸烟对任何人都是一个坏习惯。

烟草对肾脏的损害有三个方面：吸烟使血压升高，使肾病症状加重；吸烟使交感神经兴奋、肾脏血管收缩，产生肾脏供血不足；香烟中的有毒化学成分，可以直接毒害肾脏细胞。

肾病患者都应及早将此嗜好戒掉，并避免被动地吸入有害烟雾。

（三）长时间坐看电视

当人站立或坐着时，肾脏的血液供应会大大减少，不利于病情的康复。长时间地坐着看电视，对肾病的康复极为不利，原因就在于久坐会使肾脏供血不足，导致少尿、水肿、高血压症状加重。

所以，被要求卧床休息的肾病患者，当感到空虚苦恼时，可以下床稍微走动，或稍微看一会儿电视，但一定要有节制，切不可因为剧情的精彩而地久坐不动。

（四）喝浓茶

中国人饮茶的习惯渊源流长，很多人都有饮茶、品茶的习惯，对健康人来说，只要不是过量饮用，饮茶应属好习惯。现代研究证明，饮茶可以防癌，对高血脂也有一定的防治作用，还可以提神醒脑。

但肾脏及尿道结石可能与长期饮用浓茶有关。浓茶对胃肠道功能也有相当大的妨碍，可能引起饮用者食欲下降，吸收能力下降，产生营养不良、贫及消瘦等。

由于饮茶会兴奋交感神经，会引起肾脏供血不足，对肾病的康复不利。按照中医理论来说，茶叶有泻肾的作用，会加重蛋白尿症状，不利于各种慢性肾病的治疗。

对于急性肾盂肾炎患者，饮茶可不用太过禁忌，因为急性肾盂肾炎要求患者多饮水，以冲洗尿道，加上茶叶有一定的利尿作用，所以可以适当饮用茶汁，但需注意，切忌太浓。在我国福建、台湾等地，当地居民普遍喜饮浓茶，尤需注意。

以上四种生活中的细节，是肾病患者应当密切关注的，如果有这些嗜好，就应尽早戒除，以免妨碍肾病的治疗。

第五节　肾病患者的心理调节

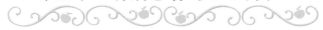

在漫长的肾病治疗过程中，肾病患者要忍受多方面的考验。肾病患者带来极大痛苦，患者的心情是十分苦闷和无奈的，对于这种心理上的烦恼，医生是无能为力的，需要由患者自己进行心理调节。患上肾病的人，必须学会自我调节。

一、树立战胜疾病的信心

得了肾病，首先就应坦然对待，树立起战胜疾病的信心，再进行积极的治疗，如能达到这样的要求，相信绝大多数患者的肾病是可以治愈的。

在患者心中，应树立起战胜肾病的信心，并积极配合医生的治疗，注意在生活中的调养，不去做妨碍肾病康复的事情，一定会获得很好的疗效。

二、修心养性、培植正气

修心养性是中国传统文化调节人们思想、心理状态的具体要求。

修心养性的方法很多，如气功、打坐、书法等，都可以用于人的修心养性，但不论采取何种方法，关键的一点是要提高个人的思想境界，即要求思想开阔、心胸宽广，不过分追求名利的得失，也不因为一些意外的情况而惊慌失措。任何人，包括肾病患者，平常都应努力提高个人修养，养成恬淡虚无的性情，对任何事情都不要看得太重，这样才能在疾病的治疗中从容不迫。

中医典籍《黄帝内经》上说："恬淡虚无，真气从之"，又说："正气存内，邪不可干"，这两句话说明，修心养性可以提高人体正气，从而可以提高人体的抵抗力，使疾病远离自己。

至于如何才能修心养性，可以不拘方法，多培养一些兴趣、爱好，练气功、写书法、散步、阅读、听音乐等，都可以使内心获得安宁，这些是具体的方法，还有待于读者在实践中去摸索。

第六章

肾病患者的家庭护理

　　肾病患者的家庭护理，包括饮食护理与生活护理两方面的内容，前者主要是指对肾病患者的饮食进行管理，使之符合肾病治疗的要求；后者是指对患者在日常生活中的行为进行管理，以配合药物治疗。

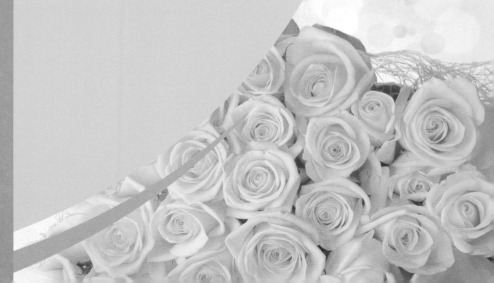

护理主要是由患者的家庭以及患者本人，对治疗与康复过程中出现的一些问题加以处理，以使患者能够尽快的消除病痛之苦，恢复健康人的生活。

一、肾病患者的饮食护理

肾病患者的家庭护理，包括饮食护理与生活护理两方面的内容，前者主要是指对肾病患者的饮食进行管理，使之符合肾病治疗的要求；后者是指对患者在日常生活中的行为进行管理，以配合药物治疗。

如果饮食不恰当，反而会引起肾病加重，所以患者的家属与患者本人，都应重视饮食问题。

肾病患者的绝大部分时间是在家中度过的，在没有医生强制性治疗的情况下，患者本人应自觉遵守医生的规定，而患者的家庭成员应担负起肾病患者饮食的调配、监督等责任，使患者的饮食符合治疗的要求。一般来说，肾病患者的饮食护理应掌握以下原则：

1. 严格按医嘱的要求进行饮食。

2. 持之以恒，不怕麻烦，持之以恒地进行饮食治疗。

3. 家庭成员应做一些必要的牺牲，有些患者的家庭，为了患者的健康，全家人一起吃肾病患者的饮食，这就需要家庭成员相互体谅，做出必要的牺牲。

二、肾病患者的生活护理

如果能按照上述三个原则进行饮食护理，相信绝大部分患者都可以获得较好的治疗效果，至少可以避免因饮食的不当而引起肾病的恶化。

如果说肾病患者的饮食护理已经较为麻烦的话，那么肾病患者的生活护理，则要求患者的家庭成员具有更大的耐心与爱心。肾病是一种漫长的疾病，在康复的过程中，患者在生活上会遇到很多问题，有些问题是关系到病情的好转与恶化的，如果能密切关注这些问题，并能正确地护理的话，会非常有利于肾病的治疗与康复，这一点已为临床所广泛证实。

肾病患者的生活护理包括以下内容：

（一）精神护理

肾病患者的家庭成员一定要注意观察患者的思想、情绪变化，并耐心地做好开导工作，鼓励患者对生活的信心和战胜疾病的勇气。

精神护理是十分重要的一项工作，近年来已受到医学界的广泛重视。研究人员发现，精神状态好的人不容易患病，即使患病也能较快地康复。因此，与患者共同生活的人，应创造出良好的家庭生活氛围，表现出爱心、耐心和亲情，使患者处处感受到生活、家庭的温暖，树立起生活和战胜疾病的信心。

（二）家庭治疗的护理

本书所介绍的穴位疗法、经络按压法，有很多的操作过程是需由患者的家人帮助实施的。例如，按压背部的穴位和经络等，家庭成员应尽量做好这一工作。

（三）对病情的变化密切观察

主要是观察尿少、水肿等症状，应准确记录每天 24 小时的饮水量与尿量。对有水肿的患者，应观察水肿的消退，并监督患者每周测量体重一次，将这些观察的结果报告给医生，以便于医生进行治疗上的调整。

除了尿少，水肿等当患者出现以下情况时也应引起注意。

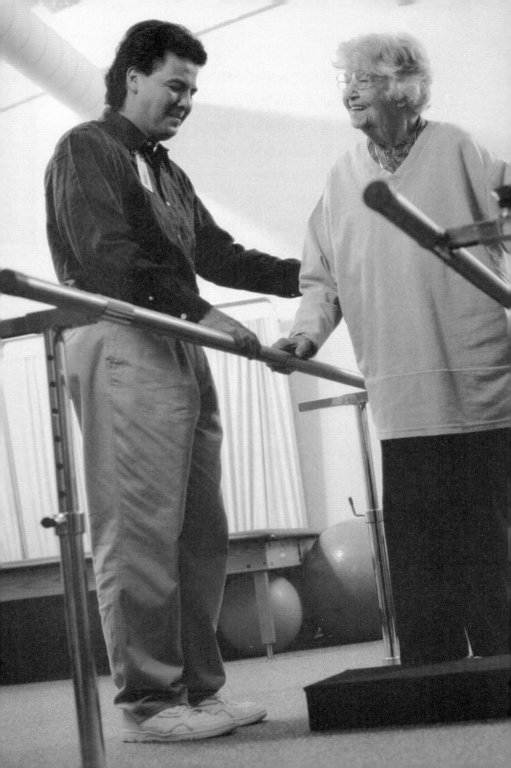

1. 患者出现胸闷憋气，不能平卧的症状，原因可能是合并严重的胸水、腹水、尿毒症性心包炎及心力衰竭等病情引起。胸闷憋气的症状更常见于尿毒症患者。主要原因为：

（1）严重贫血时患者血红蛋白可降至 30~40 克，由于携氧不足，患者胸闷憋气，输血后胸闷憋气可以明显改善。

（2）尿毒症性心包炎时，尤其是出现心包填塞现象时，胸闷憋气加重，夜间根本不能平卧，透析后心包炎可以消失。

（3）尿毒症患者肺部感染时，一方面肺通气功能受限，另一方面可诱发心力衰竭，这两方面因素综合可致胸闷憋气。患者的感染可从血象、体温、上呼吸道症状、X 线胸片等方面察知。积极抗感染后，胸闷憋气可明显改善。

（4）尿毒症患者出现心力衰竭，胸闷憋气急性发作且程度较重。常见的诱发因素是肺部感染，另外输液过快过多也可诱发，因而针对有关因素积极处理，并配合强心措施，胸闷憋气可得以缓解。

2. 患者近期食欲明显下降，出现恶心呕吐或者全身无力，可能是出现了酸中毒，应及时就医。

3. 患者出现肢体的抽搐，大多考虑是低钙引起。但在晚期尿毒症时还可见到肌肉痉挛、肌肉收缩和抽搐，经补充钙剂症状往往不能缓解，可能不单纯是低血钙的关系，而与尿毒症时脑部病变有关。

4. 慢性肾衰患者常常感觉口腔里有一种异味，由于患者肾功能衰竭，体内的毒素，如尿素氮等不能正常排出，蓄积于体内，肠道中细菌将尿素分解为氨，刺激胃肠道黏膜，因此从口腔散发出一种异臭味，俗称"尿味"。

5. 患者神智不清，或出现表情淡漠，烦躁等，对于肾病患者可能是出现了尿毒症性脑病，如果在肾病基础上还有肝病病史的患者，很可能是出现了肝性脑病，后期患者会出现昏迷，有生命危险。尿毒症患者可出现脑部症状，早期智力减退，思想不能集中，烦躁失眠，后期狂躁、精神分裂或惊厥昏迷，是急重危症，预后极差。这是由于血中尿毒素蓄积，脑循环与代谢障碍，水、电解质平衡失调和代谢性酸中毒共同的作用，引起尿毒症性脑水肿。

总之，当患者出现异常情况时应及时就医，切忌抱着观察的态度延误病情，或者在自己不懂的情况下自行处理。

（四）做好患者的卫生护理

肾病久治不愈的患者，随着体内红细胞及蛋白质在尿中的流失，免疫功能和抵抗疾病的能力都会下降，由此而易患感染性疾病，因此要做好患者的卫生工作，勤洗澡，勤换衣，避免接触病菌过多的东西，也勿使皮肤破损。患者在每天刷牙时，注意不要造成口腔溃破，以免感染。

如何做好肾病患者的皮肤护理呢？

做好慢性肾衰患者的皮肤护理，是预防皮肤感染、褥疮及有关并发症的一项重要工作。

由于慢性肾衰患者的肾脏不能把体内有毒的物质排泄出去，易引起皮肤瘙痒，甚者奇痒难忍，常使患者失眠。此时应避免用力搔抓，防止皮肤破损细菌感染而加重病情。皮肤瘙痒者，可外用含酚炉甘石洗剂止痒，还可选用艾叶、苦参、苍耳子、防风4味药中的任何两种（各30克），煎汤外洗；或用防风、艾叶各30克，花椒、雄黄各60克，煎汤外洗。针灸治疗也能达到止痒目的，可选用曲池、合谷、血海、足三里等穴位。

慢性肾衰晚期患者，由于长期卧床受压，引起神经营养紊乱及血循环障碍，局部软组织持续缺血，营养不良，易发生褥疮。

做好皮肤护理，是预防褥疮的关键。因此在护理时应经常改变患者的体位，一般每隔 2~3 小时翻身 1 次。翻身时应避免拖、拉、推等动作，防止擦伤皮肤。患者的床铺应保持平整无皱褶，清洁干燥无碎屑。尤应保持皮肤的清洁干燥。此外，慢性肾衰患者应经常用热水擦澡、擦背和局部按摩，以促进局部的血液循环，预防褥疮的发生。

若肾衰患者已出现褥疮，皮肤感染的防治工作就显得尤为重要了。局部可辅以红外线或立灯照射，使创面干燥，促进血液循环，保持创面肉芽组织的健康生长。照射时，随时观察局部情况，以防烫伤。

（五）给患者定时测量血压

高血压是肾病患者的一个常见症状，并关系着肾病的发展趋向，所以应给患者定时测量血压，并将结果记录下来，提供给医生参考。一般而言，急性肾病患者如有较为严重的水肿者，应每日测一次血压；慢性肾病患者也应每隔 3~7 周，测量一次血压。

为了测量血压的准确性，笔者建议大家还是尽量选择水银柱式血压计。

1. 测血压前要静坐休息 15 分钟以上，吸烟、浓茶、吃饭、洗澡等都会影响血压值，应该在上述活动结束 30 分钟后再测。

2. 如果发现血压测不清或有疑问时应重新测量，测量前将袖带内气体放尽，使水银柱降至"0"位，停 1 分钟后再测。

3. 天气寒冷不能因为怕冷而不愿意脱衣服，卷起过多的衣袖会使测量的血压值偏低。

4. 偏瘫患者应在健康的一侧肢体上进行测量。

5. 血压计要定时检查，校准。

6. 在家里用水银柱式血压计测完后，一定要将血压计向右倾斜45°，使刻度表里的水银全部流进水银槽内，防止影响血压测量的准确度。

（六）注意收集患者的尿液

肾病患者最常用的检查方法是尿液检查，借此可以了解尿中是否有红细胞、蛋白质等，以判断肾病治疗的进展如何。因此，家庭成员及患者本人，都应注意收集尿液，收集尿液应用干净、无菌的杯子，收集之后尽快拿到医院检查。

因此，无论是曾经有肾脏病的患者，还是没有肾脏病史的健康人，定期做尿检都是非常必要的。对于一般人来说，通过尿常规检查，看看有没有蛋白尿、红细胞、白细胞等，可及时地发现是否有肾炎和肾盂肾炎等疾病；对于曾经有过肾脏病，经治疗恢复的患者，尿检次数更要勤些，看看病情是否有反复；对于正患有肾脏疾病的患者，定期尿检则更为重要，血尿和蛋白尿的增减可以反映肾脏的修复或破损情况。一般要求患者每周做1次尿常规检查，2~4周查24小时尿蛋白定量，并定期做血肌酐、尿素氮、尿比重等多项检查，以监测肾功能情况；对于一些高血压病、糖尿病患者经常做尿检也非常重要，可以了解这些疾病是否已累及肾脏。

以上6项是肾病患者家庭生活护理的主要内容。其实，饮食护理也应归属于生活护理，只是因为肾病患者的饮食护理非常重要，所以将其单独列出加以介绍。

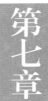

第七章

其他疾病的治疗与调养

　　一般而言，肾病合并其他疾病的情况多见于慢性肾病，这是由于慢性肾病患者多伴有体质下降，病理变化复杂，兼之以肾脏在人体生理过程中，具有重要作用，故而容易并发一些其他疾病。本章主要介绍肾病患者常常合并的一些疾病，并对这些疾病的中西医治疗与调养，提出具体的指导性建议。

一般而言，肾病合并其他疾病的情况多见于慢性肾病，这是由于慢性肾病患者多伴有体质下降，病理变化复杂，兼之以肾脏在人体生理过程中，具有重要作用，故而容易并发一些其他疾病。本章主要介绍肾病患者常常合并的一些疾病，并对这些疾病的中西医治疗与调养，提出具体的指导性建议。

第一节　合并高血压

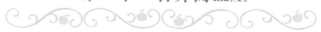

一方面肾病患者水肿会引起高血压症状，另一方面，长期患有高血压病者，也会引起肾脏的损害，因此高血压和肾病的关系极为密切。而且血压控制是否良好直接影响慢性肾衰患者的预后。

高血压是一个危险的信号，必须积极控制。

近年来运用联合用药降压的办法，使得肾性高血压能得到较好的控制，然而在降压的过程中，应掌握降到舒张压即低压为80毫米汞柱为宜。血压也不宜降得过低，过低则减少肾血流量，肾脏灌注不足，也可加速肾衰。

一般来说，急性肾病所致的高血压，大多是暂时性的，随着对水肿、尿少症状的治疗，血压很快也就回复正常，对这种情况，本节不再过多介绍。以下主要谈谈慢性肾病合并高血压病的治疗与调养。

一、肾病合并高血压病的治疗原则

总体来说，肾病合并高血压者，都应以治疗肾病为主，其次才考虑高血压的治疗，但如果血压非常高，足以引起中风或引起肾病加重时，则应考虑先解决高血压病，将血压降下来，然后再继续肾病的治疗。

在肾病合并高血压的治疗中，应掌握以下几个原则：

1. 有水肿症状者，宜利尿消肿：这既是对肾病的治疗，也可以使血压下降。

2. 严格控制盐的摄入量：盐既会加重水肿的症状，又是高血压产生并加重的原因之一。

3. 宜采用非药物疗法，以降低血压：非药物疗法的措施包括减肥、降低钠盐的摄入、戒除烟、酒，以及进行运动锻炼和情绪调节等。

4. 避免使用损害肾功能的降压药。

5. 如病情复杂，需服用多种药物而患者自已不能按医嘱用药时，须由专人负责指导患者的用药，以确保用药安全。

以上五点是肾病兼有高血压的治疗原则，在此基础上，我们再来看看如何具体施行高血压的治疗。

二、中西医治疗方法

（一）中医治疗肾病合并高血压的方法

中医治疗一般分为以下三种证型，分别论治：

1. 水湿泛滥型

主要症状：水肿症状严重，多见于肾病综合征，急、慢性肾炎等肾病，多有食欲不佳，面色白而浮肿，以及大便稀溏、小便不利等症状。

治疗原则：健脾益肾、利尿消肿。

处方：车前草 10 克、茯苓 10 克、泽泻 6 克、白术 10 克、山萸肉 15 克、太子参 10 克、薏苡仁 10 克、白茅根 15 克、滑石 10 克、石苇 10 克、竹叶 10 克、桔梗 6 克、益母草 30 克。

2. 阴肾亏虚

主要症状：水肿并不严重，有腰膝酸痛、面色暗红、手足心发热等症，尿色发黄、夜眠不安或有盗汗。常伴有蛋白尿、血尿等。

治疗原则：滋阴补肾。

处方：山药15克、熟地黄15克、山萸肉15克、丹皮10克、茯苓12克、泽泻6克、知母10克、黄柏3克、麦冬10克、白芍10克、黄精15克、龟板20克（先煎）、鳖甲20克（先煎）。

3. 肝阳上亢型

主要症状：头痛、眩晕、耳鸣、心慌、手指发麻、面色发红、失眠多梦，多因肾病久治不愈而心情烦躁，以及尿蛋白流失过多所致。

治疗原则：育阴潜阳。

处方：天麻10克（后下）、钩藤30克（后下）、龙胆草15克、杜仲10克、麦冬30克、牛膝30克、桑寄生30克、生牡蛎30克、菊花15克、石决明30克、白芍30克。

(二) 肾病合并高血压的西医治疗

西医治疗肾病合并高血压，主要采用两类降压药，一类为利尿剂，一类为血管扩张剂：

1. 常用的利尿剂：用利尿剂治疗高血压，是西医治疗高血压的传统方法，尤其适合于肾病水肿所致的高血压。常用的利尿剂有：祥利尿剂、美托拉宗和噻嗪类。

但是，噻嗪类利尿剂有降低肾脏肾小球滤过的作用，所以有肾功能不全的肾病患者，应禁用。

2. 常用的血管扩张剂：血管扩张剂也适宜于肾病兼有高血压的患者使用，常用的药物有：肼苯哒嗪、长压定、哌唑嗪。

由于西药治疗高血压有诸多不良反应，所以应在医生的指导下才可使用，本节所介绍的内容，主要目的在于让读者对西医治疗的情况有所了解。如希望使用以上降压药，应先去医院进行检查，并让医师开出处方才可服用。

三、合并高血压的调养

肾病兼有高血压的患者，除了做好肾病的调养之外，还应注意对高血压病的调养，主要包括以下几个方面：

（一）注重精神调养

得了慢性肾脏病，病程较长，病情易反复，患者自然会产生一些不良情绪，而这些不良情绪必然会加重病情，有部分患者会出现很不健康的心理情况。调养情志对肾脏病的影响是不能忽视的。

1. 主要分为以下几种类型：

（1）急病型。患者急于求成，渴望短时间内把疾病彻底治愈。有的患者不能坚持治疗，有病乱投医，相信各种偏方，打乱了正规的治疗，不但耽误了病情，还浪费了大量钱财。

（2）恐病型。这类患者知道自己得了肾脏病后，就认为自己生命随时都有危险，产生了恐惧心理。于是茶饭不思、睡不着觉、忧愁焦虑、满脸愁容，反而加重了肾脏病的发展。

（3）逃避型。这类患者常有悲观心理和厌倦心理。看到疾病久治不愈或病情加重则产生悲观失望心理，对治疗缺乏信心，更有甚者产生轻生念头。表现为拒绝治疗或不与医生配合，擅自减药停药，不但加重了病情也延误了早期治疗的时机。

对于血压高的肾病患者来说，应培养健康的心理，这对高血压的治疗有很大的辅助作用。

2. 精神调养之法有如下几点：

（1）转移怒火。

（2）释放情绪。

3. 提高修养。不论用何种方法使情绪、怒火得以宣泄，其实都是治标不治本的方法，根本的方法在于提高自身修养，在日常待人处事时，要宽宏大量，不斤斤计较于一时之得失，不苛求于人；在家庭生活中，创造出一个比较稳定而和谐的气氛，以争取获得一个遇事不愁的主客观环境。我们真诚希望肾脏病患者，应该胸怀开阔，思想放松，遇到难题，充满信心，避免消极悲观，更不要"钻死胡同"，学会调养情志，使病体早日康复。

（二）注重饮食调养

不论是肾病还是高血压，饮食的适宜与否都关系着疾病康复的快慢。一般来说，应注意以下几个方面：

1. 宜坚持吃低盐、优质蛋白质饮食。

2. 宜吃药膳。

3. 宜吃含钙的食物。

4. 宜吃醋浸花生米。制作的方法是：食醋 250 克，放入 250 克花生米，使花生全部浸渍于食醋中，密封一周后即可食用。每晚临睡前取花生米嚼服，两周为一疗程。

饮食的调养是肾病合并高血压治疗中的关键。需要注意的是，各种肾病都有一定的饮食原则，因此，在肾病合并高血压的饮食调养中，也应注意符合肾病的饮食原则。

（三）注重生活细节

生活中的一些细节问题，对人的血压也有很大影响，不可不加以注意。

1. 忌看惊险、凶杀、情节紧张的电影、电视。

2. 宜少说多听。

3. 应经常平卧休息。

总而言之，肾病伴有高血压病的患者，既要始终坚持肾病的治疗与调养，同时也要兼顾到高血压。事实上，高血压病的严重性，并不亚于肾病，因为本书主要讨论肾病的治疗与调养，不能花太多的篇幅详细介绍高血压的防治和调养。建议患有高血压病的肾病患者，在阅读本书的同时，参阅本套丛书中的高血压分册，以便详尽了解有关高血压病的防治、调养、康复等问题。

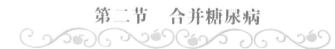

第二节　合并糖尿病

糖尿病是如今国内非常多见的一种疾病，发病率非常之高，是危害非常严重的病种之一。

糖尿病患者的血糖浓度过高，会导致血管受损，当累及到肾脏血管时，肾功能会因之而受损，出现了这种情形，就称之为糖尿病肾病。同样，肾病患者也会同时兼有糖尿病。

糖尿病合并肾病大多是"糖尿病肾病"，是糖尿病通过很多途径损伤肾脏的结果

一、肾病合并糖尿病的治疗原则

既然肾病合并糖尿病在治疗上十分复杂，所以凡是同时兼有肾病和糖尿病者，应首先牢记以下治疗原则：

1. 必须去医院明确诊断，并由医师制订出严格的治疗方案，不可以自行寻求一些所谓的偏方进行自我治疗。

2. 凡是因为糖尿病而导致肾病者，必须先以治疗糖尿病为主。尤为关键的一点，是要把血糖浓度降下来，以免过高的血糖浓度，

使肾功能进一步受损。

3. 降血糖的方法以胰岛素进行治疗为好，因为胰岛素降血糖的疗效快，而且不良反应较小。

4. 在使用中医治疗时，应综合考虑肾病和糖尿病两方面的因素，不能分而治之。另外，在使用西药的同时，可以结合以中药的治疗。

5. 在病情稳定后，应尽量多考虑使用一些自然疗法，如穴位按摩、经络锻炼等，这样可以减少糖尿病并发症的发生。要知道，糖尿病的并发症是最为可怕的。

以上五点治疗原则中，最重要的是要找正规的医院和医生，进行正规的治疗，并严格执行医生的治疗方案。

二、中西医治疗方法

肾病合并糖尿病的中西医治疗都较为棘手，目前的医学水平只能维持糖尿病不再发展，而不能根治。如果能在维持糖尿病不再发展的基础上，再配合以正确的治疗，则患者的肾病是可以痊愈的，以下主要介绍中西医治疗的大致情况，落实到每位患者，就必须找到医生确定具体的治疗方案，读者可以根据本书的介绍去找医生咨询。

（一）肾病合并糖尿病的中医治疗

中医治疗主要以患者所表现的各种症状为线索，确定治疗原则与处方。一般来说，是以糖尿病的表现为主线进行分型，同时考虑到肾病的表现，以确定治疗原则并处方配药。中医将肾病合并糖尿病大致分为三种类型，分别辨证施治：

1. 燥热津枯型

主要症状：心中烦闷、易渴多饮、多吃易饥、身体消瘦、小便频数，但尿量不一定多，尿色混浊发黄、舌红少苔。

治疗原则：清热生津。

处方：石膏 20 克、知母 12 克、西洋参 6 克、甘草 6 克、薏苡仁 10 克、麦冬 10 克、白芍 15 克、天冬 10 克。

随症加减：

如有水肿症状，加车前草 10 克。

如大便秘结，加大黄 6 克（后下）。

如尿血或镜下血尿，加旱莲草 10 克、大蓟、小蓟各 10 克、女贞子 10 克。

2. 肾阴亏虚型

主要症状：频尿，量多或量少，尿色混浊如同脂膏，或尿甜、腰膝酸软无力、头昏耳鸣、多梦，或有遗精症状，皮肤干燥、全身瘙痒、舌红少苔。

治疗原则：滋阴补肾

处方：天冬 10 克、麦冬 10 克、熟地黄 12 克、生地黄 12 克、石斛 10 克、西洋参 6 克、黄蓍 10 克、山萸肉 15 克、山药 10 克、丹皮 6 克、茯苓 10 克、泽泻 6 克、枇杷叶 10 克、桔梗 6 克。

随症加减：

尿少者，加车前草 10 克。

梦多盗汗者，加龟板 20 克（先下）、鳖甲 20 克（先下）、地骨皮 10 克、生龙骨 20 克（先下）。

3. 阴阳两虚型

主要症状：尿液混浊如膏、手足心发热、咽干舌燥、面容憔悴、面色黧黑、腰腿酸软无力、四肢发凉、畏寒怕冷，甚至兼有阳痿、舌淡苔白而干。

治疗原则：滋阴温阳补肾。

处方：肉桂 6 克、附子 10 克（先下）、熟地黄 15 克、山萸肉 20 克、山药 15 克、茯苓 10 克、丹皮 10 克、泽泻 6 克、龟板 20 克（先下）、鳖甲 20 克（先下）。

随症加减：

如有尿血或镜下血尿，加旱莲草 10 克、女贞子 10 克。

蛋白尿较重者，加黄精 15 克、黄芪 10 克。

以上三种证型，是中医在治疗糖尿病合并有肾病时的大致分类。对患者的个别情况，可以找中医师咨询或诊治。

（二）肾病合并糖尿病的西医治疗

不论何种肾病在合并糖尿病时，针对肾病的西医治疗方法基本与本书前文所述一致，与肾病治疗的同时，要尽快控制好糖尿病，以免高血糖进一步损害肾功能。现将西医控制糖尿病的方法简介如下：

1. 饮食疗法：这是西医治疗糖尿病的基本方法之一，被喻为西医治疗糖尿病三驾马车中之一。

2. 口服降糖药治疗：口服降糖药目前有两类，一种是磺胺类（SU），一种是双胍类（BG）。这两类药都有毒害肾脏的不良反应，因此合并肾病的糖尿病患者最好不要服用口服降糖药，这一点希望读者能够予以警惕。

3. 胰岛素治疗：胰岛素治疗糖尿病是肾病合并糖尿病患者较为适宜的疗法，胰岛素有长短、中效与速效之分，患者可根据医生的指导选用胰岛素。

三、肾病合并糖尿病的调养

肾病合并糖尿病的调养，同时要兼顾肾病与糖尿病两方面的要求，其中主要应注意运动问题，对于糖尿病的治疗来说，运动属于基础疗法之一，医生常提醒糖尿病患者要多运动，以便使能量消耗、血糖下降；而肾病的治疗一般要求患者多注意休息，有时甚至应卧床休息。所以，对于肾病合并糖尿病的患者，应选择一些运动量小的活动方式，如漫步、太极拳等。

除了要注意运动问题之外，在日常调养中还应注意以下问题：

（一）严禁烟酒

吸烟会加重心血管并发症，无论是对糖尿病还是对肾病，抽烟都是有百害而无一益的坏习惯，应坚决戒除。

饮酒也同样如此，对糖尿病来说，酒精会损害胰脏，加重糖尿病的病情；对肾病来说，则会促进肾功能的损害。

如果同时具有烟、酒两种嗜好，还有诱发胰腺癌的危险。

（二）宜多吃南瓜

南瓜有治疗糖尿病的作用，因此肾病合并糖尿病的患者，应多吃南瓜。

研究发现，南瓜中含有能促进胰岛素分泌的物质，日本人将南瓜制成 1:90 的浓缩粉，让糖尿患者每天服用 6 克，经过一段时间的治疗，糖尿病的病情得到显著改善，轻者 1~2 个月，严重者 1~2 年见效。

另外，长期食用南瓜，有防治高血压的作用，这对于肾病的治疗是十分有益的。

（三）宜常吃黄鳝

黄鳝是属于优质蛋白食品，可用以补充肾病患者的血液蛋白质；同时，黄鳝对糖尿病有良好的治疗作用。黄鳝体内含有两种有效成分，即黄鳝素 A 和黄鳝素 B，这两种物质皆有显著的降血糖功能，因而可用以糖尿病的治疗。

肾病兼有糖尿病的患者，如能常吃黄鳝，既能补充蛋白质，又有助于治疗，一举两得。需要注意之处在于，每次进食的量不宜过多，尤其是以那些有氮质血症和高尿酸血症的肾病患者，应少量、多次食用。

（四）宜常洗温水浴或采用温泉疗法

温水浴对肾病和糖尿病均有治疗效果，可以促进血液循环，使肾脏得到充分的血液供应，同时可以有效地促进胰岛素的分泌。水温一般以 39~40℃较为适宜，并且最好是用盆浴或池浴，使全身都浸泡于水中。

（五）忌久坐不动

久坐不动易造成肾脏供血不足，兼有糖尿病者还会导致下肢血流不畅，容易并发下肢坏疽。此外，久坐不动会使糖尿患者抵抗力下降，产生一系列并发症，如肺结核、动脉硬化、神经炎、眼部病变等。

第八章

肾病常见误解与问题答疑

本章专门就肾病患者在治疗与康复中遇到的一些问题进行解答，希望借此能为广大患者排忧解难。

一、对肾病的误解与对策

概括临床工作的经验，笔者发现肾病患者对肾病知识了解不足，对肾病的治疗、调养与康复的过程有很多误解，现将这些误解归纳如下，并提出对策，以利于肾病的治疗。

误解一：激素疗法的毒副作用太大，因此无论何种情况，都应尽量避免使用激素治疗肾病。

因为激素在一些肾病的治疗中，具有举足轻重的地位。概括而言，激素目前主要用于肾病综合征的治疗，尤其是经过其他疗法而蛋白尿、水肿及各项化验指标始终未见改善时，一般都需要使用激素。

其他不论何种肾病，只要是经其他疗法而蛋白尿、水肿等症状持续不见好转，也都应使用激素进行治疗。

"对激素不敏感"的肾病，这时除了使用激素之外，还应使用一些"细胞毒类药物"，常用的有环磷酰胺、盐酸氮芥等，在将这些细胞毒类药物与激素合并使用后，一般都会产生效果。

总之，激素的使用与否及如何使用，都应听从医生的安排，切不可听信传言或因为激素的不良反应而拒绝使用激素。

误解二：肾病会影响生育能力。

总体来说，青年人患了肾病，一般经过恰当的治疗，虽疗程较长，大多可恢复健康，对生殖系统的功能影响也不太大。但正如本书在前文所述，肾病患者在尚未完全康复时，应该禁止性生活或减少性生活的次数，因为性生活会影响到肾病的康复。另外，女性肾病患者，在未有完全康复时，是严禁怀孕生育的，否则会有肾病恶化的危险。

当然，肾病久治不愈，会导致全身各系统的机能下降，甚至于发生肾功能衰竭，这肯定会影响到生殖功能。

误解三：慢性肾功能衰竭就意味着迅速死亡。

总体来说，慢性肾功能衰竭是一个进行性的发展过程，是难以逆转的变化，但如果能治疗正确，调养得当，可以大大延缓尿毒症的到来，因此慢性肾功能衰竭并不意味着迅速死亡。

关于慢性肾功能衰竭的治疗与调养，前文已详细介绍，以下主要谈谈一些患者应加以注意的问题：

1. 防止感染，感染会增加肾功能的恶化。

2. 严格按照饮食要求去做，如限制盐及蛋白质的摄取等。

3. 禁止使用对肾脏有毒害作用的药物。

4. 积极防治心血管系统疾病。

5. 严格按照医嘱治疗。

总之，慢性肾功能衰竭虽然治疗困难，但现有的医学水平是可以避免患者迅速死亡的，随着透析疗法及肾脏移植技术的进步，相信肾功能衰竭在不远的将来是可以根治的。

误解四：肾病患者不能吃鸡、鸭、鱼、肉。

肾病患者对于蛋白质的摄入有严格的要求，在某些情况下是应尽量少吃蛋白质类食品的，但若因此而片面地以为肾病患者不能吃这些食品，那就大错特错了。

进食优质蛋白质的目的在于，提高身体的免疫力，以免身体衰弱，造成抵御外界细菌、病菌的能力下降而引起感染，导致肾功能的恶化。

误解五：肾脏病反正容易反复，早治晚治都一样。

上面的观点显然是错误的。有些肾脏病患者得不到早期治疗的主要原因有两个方面：一是未能早期发现，有些慢性肾炎呈隐匿经过，一旦发现就已进入慢性肾衰阶段；二是自己患了病也不重视，不就医，不治疗，饮食也不注意，觉得关系不大。肾脏在早期受损时未能及早治疗，以至迁延不愈，逐渐进展到肾功能衰竭。

误解六：医生总说肾脏病患者要限制盐分的摄入，那平时做饭少放点盐别吃太咸就行了吧。

对于肾脏病患者来说，适当地掌握盐的摄入量显得更为重要。

（1）无盐饮食。患者有明显水肿或血压升高时，应该禁盐。禁盐时间的长短应根据具体情况而定。无盐饮食的标准是明显的水肿和高血压，若患者这两个症状不太明显或基本消失，则可改成低盐饮食。

（2）低盐饮食。适合于轻微水肿、高血压以及水肿、高血压消退后的患者。

若患者未出现过水肿、高血压，或者水肿及高血压消失，没有反复者，则不必严格限盐，但食盐量也不宜过多，饮食以清淡为宜，多吃蔬菜、瓜果。

以上 6 种误解，密切关系着肾病的治疗与康复，读者应予以重视。

二、肾病治疗与调养知识问答

问题一：如何自我判断是否患有肾病

答：是否患有肾病需要在医院中进行检查才可以明确诊断，但去医院进行检查之前，许多肾病患者就已有了预警症状，包括：发热、腰痛、尿少、水肿、血尿、尿色变深、频尿、尿急、尿痛等，这些症状的出现，往往预示着患上肾病，此时应立即去医院进行详细检查，以便明确诊断。

问题二：诊断肾病常需做哪些检查

答：用以诊断肾病的方法很多，医生会很据患者的病情，要求患者做一些不同的检查。常用以诊断肾病的检查有：尿液检查、血液检查、血压的测定、B超检查、静脉肾盂造影、肾脏穿刺检查等。这些检查不一定要全部都做，医生会根据具体情况而决定，一旦选定了检查方法，患者就应积极配合，以利于病情的明确诊断与治疗。

问题三：肾病的发展趋势与哪些因素有关

答：我国易患的肾病种类和发生率相当之高，有很多肾病患者都关心同样一个问题，即是否会发展成尿毒症。一般来说，肾病的发展趋势与很多因素有关，包括以下四点。

1. 肾病的种类不同，发展趋势会有不同，如急性肾炎及急性肾盂肾炎的预后都很好，而急骤进展的肾小球肾炎的愈后不良。

2. 与临床类型有关，如慢性肾炎的发展趋势比急性肾炎要差；有高血压病的肾病患者比无高血压病的愈后要差。

3. 与治疗正确与否密切相关。

4. 与患者是否进行饮食控制以及精神状态的好坏有关。

问题四：为何肾病患者应定期做尿液检查

答：有些肾病患者表现出十分明显的水肿、少尿、高血压、血尿等症状，这类患者容易引起注意，因而一般都会得到及时的治疗。然而，另有一些肾病患者，并没有明显的症状表现出来，有时仅仅在显微镜下才发现尿中含有红细胞和蛋白质。这类患者往往被医患两方面所忽视，耽误了治疗时机，有时甚至发展到了尿毒症时才到医院诊治。因此，凡是曾患有肾病而没有明显症状者，以及自觉有肾病预警症状者，都应定期到医院进行尿液检查。

问题五：肾病患者长期服用中药会有不良反应吗

答：中药与西药的不同之处在于，前者是天然植物、矿物和动物的某些部分，而后者是人工化学合成的药物，中药与中国人的饮食有很大关系，很多中药既属于食物又属于药物，而且中药历经了几千年的临床实践，从目前的情况来看，尚未发现中药有明显的不良反应。但中医有一句名言为"是药就有三分毒"，任何中药如果服用不当或过多服用，也会产生一些不良反应。

问题六：肾病患者为何忌患感冒

答：感冒一般是由病毒引起，目前一般认为，流行性感冒病毒是肾病的病因之一。例如，急性肾炎患者在患病前 1~2 周，一般都会患感冒。流行性感冒病毒不仅会引起肾病，而且会使原先患有肾病的患者病情加重，甚至引起肾功能衰竭。因此，肾病患者应注意防止感冒的发生。主要应注意以下几点。

1. 加强体质锻炼，提高抗病能力。

2. 注意个人卫生，在流行性感冒季节中，少去或不去污染严重的公共场合。

3. 注意防寒保暖。

4. 感冒流行期间，可服用一些预防感冒的中成药，如板蓝根冲剂，穿心莲冲剂等。

5. 注意室内消毒，可采用紫外线照射或醋熏的方法，使室内空气保持卫生状态。

问题七：血液透析与腹膜透析有何不同

答：血液透析和腹膜透析是目前治疗尿毒症的两种方法，是尿毒症患者减轻症状、延长寿命的主要方法。两种方法的目的都是清除血液中的代谢废物。

血液透析是将人体血液输入透析机中，经过透析机中的半透膜，使血液中的有毒代谢废物及过多的水分被清除掉，然后再将血液输回体内。透析机的作用就相当于人的肾脏，因此有人将透析机称为人工肾脏，其关键部位在于其中的半透膜。

腹膜透析的原理是利用人体内的腹膜，腹膜是一种天然的半透膜，在操作时，将一定浓度的透析液输入腹腔，由此而在血管—腹膜—透析液之间形成一个浓度差，这样血液中的有毒代谢物被吸引到透析液中，再将透析液抽出，排出体外，使血液得以净化。

由以上介绍可知，两种透析法的本质无太大差别，只不过所用的方法不同而已。腹膜透析操作简单、费用较低、便于普及，但它对血液中的尿素、肌酸酐的清除，不如血液透析彻底，而对中分子毒素的清除效果，要优于血液透析。

以上两种透析法，都需要严格进行无菌操作，防止病菌感染，否则后果极为严重。

问题八：如何用尿蛋白试纸自测尿蛋白

蛋白试纸法利用指示剂与蛋白质的颜色反应进行测定。蛋白试纸上含有恒定 pH 的指示剂，受试尿样品与试纸上指示剂染料在恒定 pH 条件下产生颜色反应，根据试纸上的颜色变化进行半定量，变色范围为黄色—绿色—蓝色，可与标准颜色比较，从 0 至++++，分级表示蛋白浓度。

（1）使用方法：将试纸浸入尿液，湿透后取出，1 分钟后观察试纸颜色，并与标准比色板比较，即能得出测定结果。

（2）注意事项：取出试纸后，立即将瓶塞盖紧，保存在阴凉干燥处。

此法优点为，受干扰的因素较少，快速，方法简便易学，可随时自我观察病情变化，为此深受患者欢迎。

问题九：怎样预防尿路感染

尿感的致病菌主要为上行性感染，其预防的方法如下。

（1）坚持每天适量饮水，以冲洗膀胱和尿道，避免细菌在尿路繁殖，这是最实用而有效的方法。

（2）经常注意会阴部的清洁卫生，减少尿道口的感染机会。女性患者在月经、妊娠和产褥期，特别要注意预防感染。

（3）应尽量避免使用尿路器械，必须使用时应注意严格消毒，必要时宜服用抗菌药以预防感染。

（4）在留置导尿管的前3天，给予抗菌药可延迟尿感的发生，但3天以后则虽服抗菌药亦无预防作用。

（5）与性生活有关的反复发作的尿感，于性生活后宜排尿，并按常用量内服1个剂量的抗菌药作预防，有效率可达80%。

（6）女性尿感反复发作，可能与其配偶的包皮过长藏污垢有关，应劝其配偶进行治疗。

（7）对于尿感发作较频的妇女，即使其症状发作与性生活关系不大，亦可每夜服抗菌药作预防。

预防性抗菌药常选用复方新诺明、呋喃坦啶、氧氟沙星等，如不良反应不明显，可用至1年以上，对尿感再发有很好的预防作用。

问题十： 肾脏病患者怎样预防扁桃体炎

扁桃体炎多由溶血性链球菌感染引起。所谓"肾炎致病灶"主要是指咽喉部感染了链球菌。在急性肾炎或慢性肾炎反复发作时，其前驱疾病多为上呼吸道感染，其中咽炎、扁桃体炎者占60%~70%，可见扁桃体炎是肾炎的主要诱因之一，所以预防扁桃体炎，对肾脏病的发生、控制与治疗均有积极的现实意义。预防扁桃体炎的方法如下。

（1）注意口腔清洁，经常用淡盐水漱口。

（2）饮食宜清淡，多吃素食及新鲜水果，忌辛辣及膏粱厚味及刺激性强的食物。

（3）咽喉部疼痛不适时，及时到医院看病，预防扁桃体化脓感染。

（4）如扁桃体炎症反复发作，经保守治疗无效，成为感染灶时，可施行扁桃体摘除术。

（5）患者因体质虚弱而致扁桃体炎时，应加强锻炼，提高机体免疫能力。

（6）积极预防上呼吸道感染。

（7）咽喉有轻度充血时，应预防性服用抗生素，多饮水以润之。

（8）可用金银花、胖大海代茶饮，以助清热解毒。

（9）注意气候变化，衣着冷暖适宜。如有扁桃体炎反复发作史者，每当出现前驱症状时，可用于萝卜叶适量煎汤代茶。

问题十一：肾脏病患者如何掌握水的入量

水肿是肾脏病患者的主要体征之一。一般情况下出现水肿的肾脏病患者，必须严格控制水的摄入，维持液体平衡。正确掌握水的入量，是治疗肾脏病重要的一环。

在急性肾炎、肾病综合征、肾盂肾炎有明显水肿时，应限制水的摄入，如无明显水肿时，则不必限制饮水。许多慢性进行性肾脏病患者，在疾病的终末阶段发生少尿或无尿时，它们很可能在这种情况之前的数年保留盐和水的能力已经受损。这时如果盲目的限制水的摄入，就会促使已经受损的肾功能进一步恶化，医生必须经常对这类情况加以警惕，并立即补充其丢失量。慢性肾病患者心力衰竭时，水的摄入应严格控制。有的肾病患者，没有明显水肿症状，但怕出现水肿，故盲目地限制饮水，是没有必要的。

三、结语

以上已将常见的肾病介绍完了，相信读者对各种肾病的机制、诊断、治疗、调养等问题，有了一个较为清晰的认识。希望各位读者能了解这些内容，更希望各位能在与肾病的抗争中，切实贯彻这些内容并能恢复健康的身体，迈向幸福快乐的人生。

然而，肾病患者首先需要了解的是，肾脏疾病是慢性疾病，目前不论中医或西医，在治疗上都有不小的难度。随着医学科学技术的发展以及医患双方的积极努力，对肾脏病的治疗效果必将越来越好。

肾病患者还应知道，肾病虽然难治，但并非不治之症，因此肾病患者完全没有必要悲观失望。只要保持积极乐观的态度，相信科学，配合医生的治病，多加注意有关肾病知识的学习，那么，完全治愈康复并非是可望而不可及的事情。

鉴于肾病的种类繁多及本书的篇幅所限，笔者只选择了发病率最高的五种肾病，向读者作了介绍，而一些较少见的肾病未能涉及，由于肾病的复杂性和每位肾病患者的个体差异性，本书很难对所有肾病患者想要了解的内容进行全面地阐述。

总之，医生和患者、笔者和读者的目的是一致的，都是希望能将令人困扰的肾病尽快消除，这一目标的实现，尚需我们的共同努力。